Shiyong
qianliexian
kuokaishu

实用前列腺扩开术

主　编　刘加升

副主编　常艳华　李旭东　马　琳　徐忠华

编　者（按姓氏笔画为序）

马　琳　　马本明　　马立民　　马志芳　　王　科　　王延兵　　王冠溪　　王振林

毛福庆　　尹永胜　　尹向东　　邢　瑞　　朱文座　　朱方兵　　刘　军　　刘月林

刘加升　　刘海勇　　李开忠　　李旭东　　李新立　　李新华　　杨元锋　　杨国营

来成军　　何　恒　　宋贯杰　　宋德泉　　张　冰　　张　军　　张　营　　张龙洋

张贵旺　　陈予军　　郑昌庆　　赵立军　　赵永伟　　栗英林　　徐忠华　　谈洪星

常艳华　　管金龙　　鞠现才　　魏　义

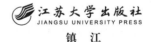

江苏大学出版社
JIANGSU UNIVERSITY PRESS

镇　江

图书在版编目(CIP)数据

实用前列腺扩开术 / 刘加升主编. — 镇江：江苏大学出版社，2020.12

ISBN 978-7-5684-1469-2

Ⅰ. ①实… Ⅱ. ①刘… Ⅲ. ①前列腺切除术 Ⅳ. ①R699.8

中国版本图书馆 CIP 数据核字(2020)第 237048 号

实用前列腺扩开术

主　　编/刘加升
责任编辑/仲　蕙
出版发行/江苏大学出版社
地　　址/江苏省镇江市梦溪园巷 30 号(邮编：212003)
电　　话/0511-84446464(传真)
网　　址/http：//press.ujs.edu.cn
排　　版/镇江市江东印刷有限责任公司
印　　刷/镇江文苑制版印刷有限责任公司
开　　本/718 mm×1 000 mm　1/16
印　　张/11.5
插　　页/16
字　　数/225 千字
版　　次/2020 年 12 月第 1 版　2020 年 12 月第 1 次印刷
书　　号/ISBN 978-7-5684-1469-2
定　　价/50.00 元

如有印装质量问题请与本社营销部联系(电话：0511-84440882)

序

　　经尿道柱状水囊前列腺扩开术治疗良性前列腺增生是我国转化医学之典范。此手术具有疗效好、恢复快、创伤小、操作简便、基层易推广等优点，深受泌尿外科医师及前列腺增生患者的欢迎。此手术尽管每年在全国各种泌尿外科及男科会议或专业杂志上都有同行间的经验交流，但还缺少一部全面而又系统介绍这一技术的著作，特别是分析和解读前列腺扩开术围手术期细节问题的书籍。刘加升主任具有严谨的治学作风和科学态度，他从事泌尿外科工作多年，对前列腺扩开术积累了丰富的实践经验，为了弥补这方面参考书籍的不足，也是为了交流经验，组织编写了此书。

　　全书内容丰富、严谨、翔实，具有很强的实用性和可读性，既便于理解，也便于操作，值得推荐，在此希望所有读者能从中获益。

郭应禄

北 京 大 学 第 一 医 院
北京大学泌尿外科研究所
2020 年 8 月 16 日于北京

前　言

　　良性前列腺增生是影响中老年男性生活与健康的常见病、多发病。如今我国已进入老龄化社会，良性前列腺增生的发病率也逐渐提高。随着现代医学的进步及医疗设备的迅速发展，腔镜泌尿外科已逐渐取代传统前列腺增生之开放性手术治疗，比如经尿道前列腺电切术、经尿道前列腺剜除术、经尿道前列腺汽化术等，为解除前列腺增生患者的痛苦，提高老年男性生存质量，维护人类健康做出了不可磨灭的贡献。然而，前列腺增生的各种腔镜治疗技术仍存在设备昂贵、学习曲线长、基层医院难普及等问题，且前列腺电切、剜除、汽化手术都不可避免因前列腺组织热损伤导致相关并发症。为此，经尿道柱状水囊前列腺扩裂导管这一治疗前列腺增生的"冷兵器"在以北京大学第一医院郭应禄院士为首的科研团队的共同努力下，经过多年研发、协同创新、医学成果转化，终于造就成了具有我国自主知识产权的前列腺包膜扩开这一颠覆性创新技术，并打破了传统前列腺手术只能在包膜内治疗的传统减容手术模式。

　　随着经尿道柱状水囊前列腺扩开术在全国的广泛推广与普及，前列腺扩裂导管不断得到改进，前列腺扩开技术逐渐成熟，治疗有效率也不断提高，而且其因操作简便、痛苦小、恢复快、并发症少等优势而得到充分发挥。本书正是在这种形势下，以编委会开展经尿道柱状水囊前列腺扩开术的点滴体会为基础，参考了郭应禄院士所著的《经尿道柱状水囊前列腺扩开术》、张玉海等主编的《前列腺外科》与《膀胱排尿功能障碍》、金讯波等主编的《泌尿微创外科技术》、刘继红主编的《男科手术学》等书籍，以及近年来国内外医学刊物报道的有关前列腺增生微创治疗的新近研究应用成果及经验编写而成的。全书共分为 11 章，分别叙述了前列腺的解剖与生理；良性前列腺增生的病因与病理、症状与体征、辅助检查和诊断；经尿道柱状水囊前列腺扩开术简介、110 问、影像分享、思维与关注点、相关报道、现状与展望等，旨在汇总经尿道前列腺扩开术已取得的经验，为推广前列腺扩开术尽一点绵薄之力。

本书在编写过程中特别得到了北京大学第一医院郭应禄院士的大力支持与帮助。郭院士在百忙之中抽出时间审阅了本书的编写纲目，提出了极为宝贵的修改意见，还为本书撰写了序言，在此谨致诚挚的敬意和衷心的感谢。此外，本书的编写也得到了北京优尼康通医疗科技有限公司赵宏江董事长、荆学军总工程师、山东省平度市人民医院泌尿外科姜汉胜主任等的大力支持与帮助，在此一并表示感谢！

由于编者学识经验有限，因而书中难免存在谬误与疏漏之处，真诚欢迎各位专家、老师及同仁们不吝赐教。

刘加升

2020 年 9 月 16 日

目　录

第一章

前列腺的解剖与生理

第一节　前列腺的解剖

一、前列腺的形态

前列腺是一个管腔状腺体，位于膀胱和泌尿生殖膈之间。成年人的前列腺形态类似倒置的栗子，可分为底部、体部和尖部 3 个部分。前列腺纵径约 3 cm，横径约 4 cm，前后径约 2 cm。前列腺底部朝上，与膀胱紧密连接，尿道贯穿其中，后部有精囊附着；其尖部细小、朝向下，且与尿道膜部融合，止于泌尿生殖膈。底部与尖部之间为体部，体部的前面较隆凸，后面较平坦，正中央有一纵行浅沟，称前列腺中央沟，此沟将前列腺后面分为左、右两部。经直肠指诊隔着直肠前壁触及前列腺左右两叶的后面及前列腺中央沟，可了解前列腺的状况。成年人前列腺的质量约为 20 g（图 1-1）。

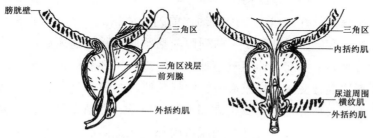

图 1-1　前列腺的结构

二、前列腺的固有囊、筋膜

前列腺的表面被薄而致密的前列腺固有囊包裹，该囊由结缔组织和平滑肌纤维构成。前列腺固有囊是腺体本身的一部分，与尿道周围的纤维肌相连续，以尿道周围为起点向腺体深部发出许多小隔把腺体分为苦干个小叶。前列腺固有囊的外面被前列腺筋膜包绕，称为前列腺鞘，由盆筋膜的脏层增厚构成。在前列腺的固有囊与筋膜鞘之间有前列腺静脉丛、动脉和神经分支。筋膜鞘在前面增厚形成耻骨前列腺韧带与耻骨联合相连接，对前列腺起固定作用。前列腺后面的筋膜与直肠膀胱筋膜相连接，两侧的筋膜与膀胱后韧带相连接。肛提肌的前部肌起自耻骨并向后附着于筋膜鞘的两侧，称为前列腺提肌，对前列腺亦起固定作用。前列腺尖部的筋膜鞘与尿生殖膈上筋膜交织。行良性前列腺增生的前列腺切除术时，应将腺体在固有囊内剥离，避免损伤固有囊与筋膜及其间的静脉丛，减少出血。

三、前列腺的分叶、分带、分区

前列腺传统的分区是根据1912年Lowsly的描述，按前列腺的胚胎发生和分化，提出了腺体分叶的概念，将其分成前叶、中叶、后叶和2个侧叶共5个叶。后来，Franks根据良性前列腺增生发生于前列腺内圈的情况，将前列腺分为内带和外带。这两种分区的具体位置仍然不清楚，在组织学上也无法区分。1968年以来，Mcneal从功能和病理学角度对前列腺的形态进行了深入的研究和重新认识，提出了新的分区概念，即将前列腺划分为纤维肌肉性间质、中央区、外周区、移行区。但在临床工作中，准确地将前列腺分区是困难的。

四、前列腺的组织学结构

前列腺腹侧的纤维肌肉性间质约占前列腺体积的1/3。上半部主要为前列腺前括约肌和纤维肌性间质。前列腺前括约肌为膀胱逼尿肌的延续，从膀胱颈的后部呈扇形向前下伸展直至精阜水平面，并环绕尿道，与深层的尿道纵行的平滑肌混合交错，在尿道前方的括约肌纤维散开呈指状插入纤维肌性间质中，最后大部分延续为致密硬韧的纤维成分，在精阜平面，与尿道后部紧密接连，此肌的部分一直延续到尿道膜部。尿道前面的纤维肌肉的下半部分主要为横纹肌成分构成的前列腺外括约肌，来自尿道膜部，上行至精阜水平面，呈半环形包裹尿道的前方和侧方，与纤维肌肉性间质的内面相连。

前列腺固有腺体由30~50个形态和大小各不相同的复管泡状腺组成，最后汇成16~32条导管，开口于精阜周围的尿道侧隐窝内。固有腺体可分为3个区（4个解剖单元），即中央区、外周区、移行区（左右对称各一）。在前列腺各分区内，除近尿道的大导管外，整个导管腺泡系统衬有柱状分泌细胞，无论在导管还是腺泡内，柱状分泌上皮细胞的形态均相似，并能够分泌前列腺特异性抗原（PSA）及前列腺酸性磷酸酶（PAP）。

中央区占腺体体积的25%，外形像一个楔子，位于前列腺部近段尿道后方，并包绕射精管，底面组成了前列腺底部的大部分，尖端位于精阜。中央区的排泄导管开口于精阜侧面的尿道腔。

外周区占腺体体积的70%，外形像马蹄，位于中央区的两侧后面和下方，并向下包绕整个精阜以下的尿道后部。腺体的排泄导管均开口于精阜两侧的前列腺窦。

移行区的两个独立的小叶，体积占腺体体积的5%～10%，位于前列腺部近段尿道的两侧和侧前方，深埋在两侧的前列腺前括约肌内。

认识前列腺存在上述分区具有重要的临床意义，因前列腺中发生的两种最主要的疾患（良性前列腺增生和前列腺癌）发生于不同的区带：良性前列腺增生发生于移行区和尿道周围腺区，前列腺癌主要发生于外周区，而中央区很少为癌或增生所累及。

五、前列腺的血管、淋巴管、神经分布

（一）前列腺的血管

1. 前列腺的动脉

前列腺的动脉血供是多源性的，可来自于阴部内动脉、直肠下动脉和膀胱下动脉等，但主要血供来自于膀胱下动脉的前列腺动脉。膀胱下动脉的分支分别供应精囊的下后方、膀胱底部及前列腺。供应前列腺的动脉分别止于前列腺的两大血管组，即前列腺尿道组血管和包膜组血管。尿道组血管于膀胱前列腺接合部后外侧进入前列腺，主要供应膀胱颈及前列腺的尿道周围腺体。包膜组血管于盆侧筋膜内沿盆壁下行，经过前列腺的后侧壁并发出分支至前列腺的腹侧及背侧，主要供应前列腺的外周部分。从组织学上看，前列腺包膜组血管被神经网广泛包裹，因此包膜组的动静脉血管可作为识别由盆腔神经丛发出的至阴茎海绵体的分支的标志，称为血管神经束（图1-2）。

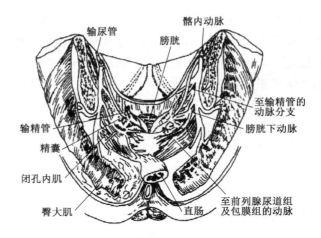

图 1-2　前列腺动脉供应

2. 前列腺的静脉

前列腺的静脉汇合入前列腺静脉丛。位于两阴茎海绵体之间及白膜下的阴茎背深静脉穿过尿生殖膈后分成 3 个主要分支：浅表支及左、右侧静脉丛。浅表支走行于耻骨前列腺韧带之间，并覆盖前列腺及膀胱颈的中部。两侧静脉丛走行于前列腺的后外侧并与阴部静脉、闭孔静脉及膀胱静脉丛有广泛的交通。由于前列腺的静脉丛与其他静脉有广泛的交通，故任何分支静脉撕脱均可造成严重的出血（图 1-3）。

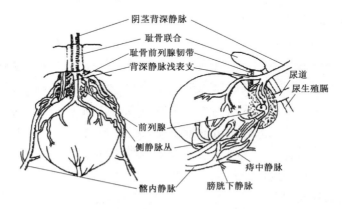

图 1-3　前列腺静脉丛的组成

（二）前列腺的淋巴管

前列腺的淋巴管于前列腺周围形成前列腺淋巴网，其中一组淋巴管离开前列腺沿髂内动脉走行而加入髂外淋巴结组。髂外淋巴结组有 3 个淋巴链：

外侧链由3~4个淋巴结组成，位于髂外动脉的外侧；中链由2~3个淋巴结组成，位于髂外静脉的前面；内侧链由3~4个淋巴结组成，位于髂外静脉的下方，内侧链有一附属淋巴链，位于闭孔神经周围，即所谓的闭孔神经淋巴链，一般认为此组淋巴结为前列腺癌淋巴结转移的第一站，而解剖学所描述的"真正"闭孔淋巴结则位于闭孔水平，只有7%的人有此淋巴结，因此被认为无任何临床意义。第二组淋巴管从前列腺背侧离开前列腺，进入髂侧淋巴结，最终进入髂总动脉周围的髂总淋巴链。第三组淋巴管通过膀胱旁淋巴结引流至髂内周围淋巴结（图1-4）。

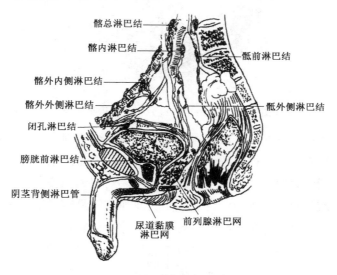

图1-4　男性盆部脏器淋巴引流

（三）前列腺的神经分布

前列腺的神经主要来自盆腔神经丛。盆腔神经丛位于腹膜后直肠两侧，距肛内5~11 cm，从矢状面看，盆腔神经丛位于精囊顶部水平。此神经丛由来自S_2~S_4副交感神经输出节前神经纤维及来自T_{11}~L_2的交感神经纤维组成。供应膀胱及前列腺的膀胱下动脉分支穿过盆腔神经，故结扎所谓膀胱侧蒂时，如结扎部位靠近此蒂的中部则可损伤由盆腔神经丛至前列腺、尿道及阴茎海绵体的神经（图1-5）。

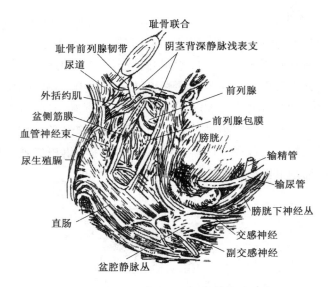

图 1-5　前列腺的神经分布及血管神经束

　　来自盆腔神经丛的分支在前列腺周围组成前列腺神经丛，此神经丛含有副交感神经纤维及交感神经纤维。多数神经纤维于前列腺底部之上离开血管神经束并于脂肪组织内向内侧伸展成扇形进入前列腺包膜。部分神经纤维继续内行越过前列腺底部支配中央区，而其他神经纤维继续走行成一斜角进入前列腺包膜。有少部分神经纤维下行至前列腺尖部直接穿入前列腺包膜。在前列腺实质内，一些小的神经分支位于腺导管及腺泡附近，而其他神经纤维则在基质内平滑肌束之间形成神经丛。

六、前列腺的邻近结构

（一）前列腺部尿道

　　该段尿道从前列腺底部出发直到尖部，贯穿于前列腺的实质内，几乎均等地分为近、远两段。前列腺部近段尿道稍向前倾与远段尿道间形成35°角，远段尿道起始部的后壁微隆起、突向管腔，此即精阜，精阜的长度约占远段尿道的一半。在精阜的顶端正中可见一个纵裂形小孔，为前列腺囊开口，精阜两侧尿道的侧隐窝称前列腺窦，为许多前列腺排泄管的开口。

　　前列腺部尿道管壁可分为黏膜层、黏膜下层和肌层。近段尿道黏膜被覆移行上皮，远段尿道被覆移行上皮间杂有复层纤毛柱状上皮。黏膜下层与固有层分界不清，由疏松结缔组织组成，含有散在分布的尿道周围腺，并有少量平滑肌细胞，多层纵行排列。尿道的肌层是膀胱颈部平滑肌的延续。

（二）前列腺囊

在精阜的正中部有一个内陷的盲端性憩室样结构，为前列腺囊（Prostatic Utricle），平均长度约 13 mm，在前列腺实质内与射精管伴行，同行于前列腺中央区内，末端开口于精阜正中。

前列腺囊壁由内衬黏膜、黏膜下腺体及外层的胶原纤维组成。黏膜被覆 3 种上皮，包括移行上皮、假复层柱状上皮和纤毛柱状上皮，黏膜下为复管泡状腺。

（三）精囊

精囊位于前列腺后上方，左右各一，为一对长椭圆形腺体，表面凹凸不平呈囊状，长 3 ~ 5 cm，直径 1 ~ 2 cm。其上端游离，略膨大为精囊底，下端尖细延续为排泄管，排泄管长 2 cm；后与输精管末端形成射精管。

精囊壁由黏膜、内环外纵的平滑肌及结缔组织性外膜组成。黏膜表面衬附假复层柱状上皮细胞，胞质内含有许多分泌颗粒和黄色的脂褐素。

（四）射精管

射精管左右成对，由左右精囊管及左右输精管末端汇合而成，为两条细长的纤维肌性管道，从前列腺底部穿入，后与前列腺囊相伴，三者被一纤维结缔组织鞘包裹，不与前列腺间质混合，穿行于前列腺中央区。进入精阜后，末端向两侧分开，分别开口于精阜前列腺囊开口的外下方。射精管平均长度为 18 mm。

射精管的管壁由黏膜、黏膜下的胶原纤维组成。射精管的黏膜富有粗大的皱襞，上皮为假复层柱状上皮或单层柱状上皮，胞质内含有许多棕黄色的脂褐素颗粒。肌层只在前列腺外的起始部分含有内环外纵的平滑肌层，进入前列腺实质后主要被纤维组织代替，其间只见少量纵行的平滑肌纤维。

第二节　前列腺的生理功能

一、前列腺的分泌生理

前列腺既是一个外分泌腺，也是一个内分泌腺，它的生物合成物和一些产物与受精过程密切相关。这些腺体也提供一些抗男性泌尿系细菌感染的物质。前列腺的分泌物占正常男性精液的 25% ~33% 。前列腺液具有反映细胞质特征的生物化学成分。前列腺上皮细胞的代谢活性是受内分泌应答和控制的，因此，显著的前列腺分泌通常在青春期后发生。从对收集的尿液标本进行成分检测的证据表明，前列腺的分泌是一个连续的过程，这种分泌功能是通过神经生理机制的介入完成的。

尽管有大量关于神经肌肉的输送对输送管道收缩性效应影响的数据存在，但是，很少有关于神经肌肉机制活动对男性附属生殖腺，包括前列腺类似效应的明确资料。可利用的资料和理论假设相结合允许引用下列神经生理示例。传出的神经肌肉途径可归纳如下：① 节前的交感神经支配来源于右侧和左侧的下腹部的神经干（$T_{11} ~ L_2$），传出的副交感神经节前纤维与盆内神经相关（$S_2 ~ S_4$）。在男性，后者组成 3 ~4 根分离的神经干。② 来自下腹下和盆内脏神经的神经纤维混合组成盆内神经丛。正如前面描述，其表现为三维立体，有窗、矩形状，位于腹膜后直肠两侧。此丛亦接受其他交感神经的支配，如来自骶交感神经链的直接支配。盆腔丛纤维终末分支支配邻近器官，这些分支组成直肠后、输尿管膀胱前、膀胱尿道前列腺下丛。③ 下腹下神经聚合点的远端和盆神经组成周围神经节链，接近或位于支配的器官内的神经节网称为泌尿生殖短系统，来源于交感神经节细胞体。副交感神经的尿道和前列腺的神经位于此系统。④ 前列腺神经对支配的腺泡和腺体的交感神经节后分泌神经起作用，对支配平滑肌和血管的交感神经节后肌肉神经（α-肾上腺素能）亦起作用。分泌是由这些交感神经的轴突释放去甲肾上腺素刺激引起的，这些分泌物被排入排出管并且通过沿着这些网状管推进影响 α-肾上腺素能肌肉神经。另外，围绕腺体管的包膜内细血管也接受直接来自体神经链的支配，而不依靠盆神经丛和短神经节系统。近来，α_1-，α_2-肾上腺素能受体都在人的前列腺内被发现。α_1-肾上腺素能受体的主要作用是介导前列腺平滑肌的收缩。

由于多数生理系统组成一个"控制—平衡体系"，因此亦存在降低机体肌肉活动的抑制机制。在前列腺内表现为下列三种机制：① 已经证明小的、强荧光细胞（SIF 或 Chromaffin）存在。这些细胞可能含有去甲肾上腺素、肾上腺素、多巴胺。它们或许组成一组中间神经元，其树突或轴索突起与邻近细胞建立传送联合。SIF 细胞终末支的 α-肾上腺素能的影响可抑制周围神经节和导管周围肌肉的收缩。② 神经节后肾上腺素能纤维侧突可产生抑制物影响短神经交感神经节。③ 一些迹象提示，交感神经肌肉连接处局部释放前列腺素 E（PGE），并且引起抑制效应。

二、附属性腺的分泌物质

附属性腺包括前列腺、精囊和尿道球腺，可产生许多高浓度的生物物质，并释放入精液中，如枸橼酸、果糖、前列腺素、锌、精胺、蛋白质和酶等。

（一）枸橼酸

枸橼酸是前列腺液和精液内发现的一种重要的阴离子，平均浓度为 3.76 g/L（376 mg/dL），比其他组织中的浓度高 100 倍，精液中枸橼酸盐的浓度比血浆中高 500～1000 倍。30 岁或 40 岁男性的前列腺液内枸橼酸的浓度与 70 岁或 80 岁男性的相比，基本是相同。

（二）果糖

精液中的果糖来源于精囊，若先天性精囊缺如，精液中也不含有果糖。精囊分泌液中果糖的浓度为 300 mg/100 mL，精液中的浓度为 200 mg/100 mL。果糖的生理作用与精子的活动力和精液黏度有关，精液的果糖为精子提供了厌氧和需氧的能量来源。宫颈黏膜具有较高浓度的葡萄糖和很低水平的果糖，而这两种糖正是精子活动所需的。

（三）前列腺素（PG）

人类前列腺素的主要来源是精囊，其在精囊内的浓度为 100～300 μg/mL。前列腺素广泛分布于各组织中，但浓度均低于精囊内。人体内存在 90 多种不同的前列腺素，精液中存在 15 种。在前列腺内的 15 种前列腺素，根据环戊烷环的结构分为 A、B、E、F 四组，再根据侧链中双键的位置和数目将每组进一步分成亚组，因而 PGE_3 是指 E 型前列腺素的侧链中有三个双键。前列腺素 E 是男性生殖道中重要的成分，而前列腺素 F 主要在女性生殖系统中。前列腺素 E 及其亚型具有非常重要的药理作用，对男性有广泛的生物学作用，包括勃起、射精、精子的活动与输送、睾丸和阴茎的收缩。另外，来自于精液的前列腺素贮存在阴道内可影响子宫颈黏液的分泌、阴道的分泌和在女性阴道中精子的转输。Chaudry 等证明前列腺素的代谢与良性前列腺组织和前列腺癌有相关性。有研究表明，前列腺素 E 与通过称为 prostasomes 的细胞外细胞器调节精液的免疫抑制作用有关，而且前列腺素可影响生育。

（四）锌

锌在前列腺的含量近 50 mg/100 g 干组织。由此表明，锌的含量是测定的所有器官中最高的。在前列腺中，大量的锌似乎与从前列腺组织中分离的富含丙氨酸和组氨酸的一种特殊的蛋白质（锌结合蛋白）相结合。正常人精液中锌的含量是前列腺液中锌含量的一半（140 μg/mL）。Fair 和 Wehner 确定人的精液和前列腺液内锌的浓度与杀菌活性显著相关，具有抗革兰阴性和革兰阳性细菌的作用。其他研究显示，良性前列腺增生患者的前列腺液内锌的水平正常或增高；慢性前列腺炎和前列腺癌患者精浆内锌的含量降低。

（五）前列腺特异性抗原（PSA）

前列腺特异性抗原（PSA）于 1970 年在前列腺组织中首次被发现，1971 年在精液中被发现，1979 年在前列腺组织中被提纯，1980 年在男性血清中被发现，1988 年被广泛用于临床检测前列腺癌，并作为肿瘤标志物。1971 年，日本研究者从精液中分离出一种蛋白，证明其对精液具有特异性抗原性，并将其命名为 γ-精液蛋白。以后经过反复研究，研究人员证明其在结构、分子量和生物学特性方面与 PSA 相同，是一种蛋白。

PSA 是一种单链糖蛋白，而且是腺体血管舒缓素类的丝氨酸蛋白酶，分子量为 33000 ~ 34000 kD，且含有 7% 的碳水化合物，仅在前列腺上皮细胞内检出。PSA 蛋白酶和胰蛋白酶的代谢底物的特异性相同，酶活性可被蛋白酶抑制剂、锌和亚精胺抑制。PSA 由前列腺分泌，在精液内达到高浓度。PSA 在良性和恶性细胞前列腺细胞内都存在。研究表明，血清中 PSA 对监测前列腺癌有重要的临床意义。PSA 可能的生物学作用之一是溶解精液的凝块，但其在生殖中具有重要性的凝结和溶解机制尚不清楚。PSA 已在乳腺癌的组织中被发现，而且尿道周围腺体（Littre 腺）的上皮细胞也产生 PSA。

最近的研究发现，在血液循环中的 PSA 存在不同的分子类型，即结合型和游离型。血清中的结合型 PSA 主要与 α_1-抗糜蛋白酶（一种内源性丝氨酸蛋白酶抑制物）形成不可逆和共价结合；少量 PSA 也与 α_2-巨球蛋白结合。游离型 PSA 在血清中的浓度比结合型 PSA 低。应用单克隆抗体检测的血清 PSA 包括游离型和结合型 PSA 的总量。新的特异性游离型和结合型 PSA 单克隆抗体的发现，将可以检测不同分子形式的 PSA 及其比例，此方法提高了 PSA 诊断前列腺癌的敏感性和特异性。

（六）5α-还原酶

前列腺基质组织中含有丰富的5α-还原酶，血液中的游离睾酮通过弥散进入前列腺细胞后，通过一系列的前列腺酶快速代谢为其他类固醇。90%以上的睾酮在5α-还原酶的作用下不可逆地转化为双氢睾酮（DHT）。

由于在胚胎发育过程的前列腺分化中 DHT 有重要作用，因而5α-还原酶对 DHT 的产生有很重要的影响。在前列腺生理方面，前列腺和肝脏的5α-还原酶的表达受雄激素调控，而且5α-还原酶除了在良性前列腺增生中起重要作用外，还对男性秃发、痤疮和多毛症有作用。目前，5α-还原酶抑制剂（保列治）已广泛用于临床治疗良性前列腺增生。

第二章

良性前列腺增生的病因与病理

第一节　良性前列腺增生的病因

良性前列腺增生（Benign Prostatic Hyperplasia，BPH）是引起老年男性下尿路梗阻的病因之一。BPH 的发病率在国内逐年增加，1921—1929 年 1900 例连续尸检中，41 岁以上男性患 BPH 占 6.6%，近年来该数据已达 35% 以上。国外 BPH 的发病率明显高于国内，50~60 岁老年男性中 50% 有病理性良性前列腺增生，80 岁时可高达 80%~89%。北京的调查报告表明，城乡 BPH 的发病率有明显差异，分析其原因可能与营养状态、吸烟和饮酒有关。

百年来，全球医学界一致公认 BPH 有两大成因：衰老及有功能的睾丸，男性如在幼年时被阉割睾丸则不得此症。多年来，医学界以此两大因素为研究基础做了大量的研究工作，但目前对于该病的病因仍然没有完全了解。通过组织病理学已证实，BPH 的特点是尿道周围的前列腺组织内上皮细胞与间质细胞增生。有研究认为，引起细胞增生可能与上皮和间质增殖失控、细胞凋亡减少有关；雄激素、雌激素、上皮与间质的相互作用、生长因子、神经递质在其中起到了或多或少的作用，它们或单独或相互配合、相互影响，最终导致 BPH。

一、年龄与发病的关系

BPH 多发生在 50 岁以后的老年男性，老龄是引起 BPH 的一个重要因素。随着男性年龄的增长，前列腺也随之增长、增大，青春期后（21~31 岁）增长较快，为 1.6 g/年，而 30~70 岁生长减慢，约为 0.4 g/年，成人前列腺约重 20 g。

就病理学来讲，BPH 最早可于 25~30 岁时发生，而组织病理性 BPH 结节至少要到 30～40 岁时方能出现。国内的研究报道，21 岁时前列腺即可出现增生的病理变化，而到 36 岁时才更明显。而另一研究发现，从出现 BPH 结节到临床上出现 BPH 的表现，则需要一个比较长的阶段，这就是年龄与 BPH 发病的实际关系。

在解剖学上比较独特的是尿道从前列腺中穿过，如此尿液或精液中可能有某些生长因子可以穿过尿道壁并在前列腺产生局部的刺激，使细胞生长而诱导尿道周围前列腺腺体增生。在病理学上，MeNeal 把 BPH 的发生分成三个阶段：① 基质中结节形成；② 前列腺移行区的普遍性增生；③ 结节性增生。70 岁以上的 BPH 以前列腺移行区的普遍性增生为主，80 岁以上的 BPH 是结节性自体增生，因此年龄增长与 BPH 是相并行的基质病变。

目前认为 BPH 是一种干细胞性疾病。从生物学角度看，一般的干细胞如何来调节自身细胞的再生、成熟或死亡，目前还不清楚。近年来研究发现，基质中的基底细胞有可能是前列腺发育、增生或癌变的干细胞，但还有待进一步研究证实。但它有固有的增殖及过表达某些生长因子受体及肿瘤基因，提示这些细胞的作用有类似前趋新生物的增殖转变。进一步研究证实，这些细胞也能分化成分泌细胞。雄激素对干细胞有刺激作用，干细胞在雄激素的刺激下分化成分泌细胞或维持增殖。有关干细胞假说的讨论，更能加深人们对前列腺增生病因学中的年龄因素、激素调控、生长因子的作用及细胞凋亡等实际意义的认识。

二、性激素与发病的关系

（一）雄激素

前列腺是雄激素依赖性器官。雄激素对前列腺的生长、功能和结构完整有着重要作用。正如前面所提到的，雄激素主要由睾丸分泌，在青春期前切除睾丸，前列腺不发育，也就不发生 BPH。成年后切除睾丸，则出现前列腺萎缩和功能减退。有些学者认为雄激素本身并不引起 BPH，因为在前列腺开始增生时，体内的雄激素水平已经开始逐渐降低。但是，对于 BPH 患者，切除睾丸后可出现增生的上皮细胞和腺体萎缩，甚至出现下尿路梗阻症状的缓解，故一般认为雄激素并不是 BPH 的唯一因素，很可能是其他因素与雄激素共同参与促进成年后前列腺的继续生长。但可以明确的是，前列腺必须依赖雄激素来维持其生长及功能。实验证明，切除睾丸后，体内雄激素含量锐减，前列腺也因此而萎缩。此时补充外源的雄激素后，前列腺又会重新生长，恢复原来的状态。雄激素也是前列腺细胞有丝分裂的促进物质。因此，雄激素被认为是前列腺生长的最重要的刺激物。

在正常情况下，前列腺内细胞增殖与凋亡是平衡的，前列腺维持正常的生长、功能及结构完整；一旦平衡失调，出现不正常的生长调控，则出现BPH。众所周知，器官的正常生长是一种动态平衡，即增殖与凋亡之间的平衡，增殖细胞不断地更新陈旧死亡的细胞。一个器官如能增生、增长，不仅仅是细胞增殖过程的升高，同时也是细胞凋亡过程的下降。雄激素和生长因子可刺激细胞的增殖，同时雄激素也可抑制细胞凋亡。

（二）雌激素

据最新的研究报道，雌激素可与性激素结合球蛋白结合，在前列腺细胞内生成八倍的 cAMP，而 cAMP 被认为参与雄激素刺激过程的某个环节。实验证明，雌激素与小剂量的雄激素结合作用下可导致 BPH，该作用比单独应用雄激素更明显，故二者有协同作用。实验进一步证明，对雄性小鼠给予雄激素和雌激素处理后前列腺增长，这与雌激素导致垂体前叶释放催乳素增加的作用相似。对于垂体切除的小鼠，雌激素不能增强雄激素刺激的前列腺增长。

实验结果提示，血清中雌激素水平随着年龄的增长而增加，与睾酮水平有一定的相关性。对前列腺增生患者进行的研究发现，前列腺体积较大的患者血循环中有较高水平的二氢基雌酮，虽然 BPH 患者体内雌激素受体的含量较低，雌激素与雌激素受体之间不平衡，但研究者认为雌激素与雄激素受体结合是充分的生物化学反应，从而使雌激素在 BPH 中发挥很大的作用。

目前，人类的前列腺增生组织与正常组织中细胞凋亡或细胞分化不同还不能进一步确认，这可能与成年后前列腺生长速度缓慢有关。但在应用 5α-还原酶抑制剂后，前列腺细胞萎缩及凋亡活跃，说明生长与细胞凋亡之间的平衡概念对 BPH 的病因解释是有价值的。

三、生长因子与发病的关系

生长因子是一类小分子肽。前列腺内有很多种类的生长因子，正常情况下其生长活性与生长抑制因子的作用相对平衡，这样前列腺能正常发育、生长，且功能和结构完整。因此，这些因子对前列腺细胞的生长、分化、增殖、凋亡均有直接的关系。

这些因子受激素调控，如雄激素、雌激素或其他激素因子，它们参与BPH 的形成。

四、细胞凋亡与发病的关系

正常情况下，前列腺中细胞增殖与细胞凋亡在相对平衡下有控制地进行着，这样前列腺的发育、生长、分化，维持形态与功能也在正常状态下进行；一旦平稳失调，前列腺可出现不正常生长与萎缩。男性在青春期由于雄激素的影响，其前列腺细胞生长超过细胞凋亡，因此前列腺逐渐增大，功能也逐渐完整。成年期，前列腺细胞生长与凋亡的速率粗略来说是相等的，因此前列腺的大小、形态、功能也维持在一个相对稳定的状态。老年期，由于某些因素的影响使调动失衡，前列腺细胞凋亡减少，则出现 BPH。

五、遗传因素与发病的关系

目前，研究已发现 BPH 与家族遗传有一定的关系，但有待进一步的研究确定。Sanda 等根据切除的前列腺质量大于 37 g、患者年龄 60 岁以下这 2 个标准，对 Johns Hopkins 大学医院中住院并进行外科治疗的 BPH 患者与对照者进行比较研究，研究发现住院患者的男性亲属中 BPH 的发病率高于对照组。这个研究结果说明遗传因素与 BPH 有一定的相关性。

通过遗传实验研究发现，BPH 可能是一种染色体显性遗传疾病。同时发现，在 60 岁以下因 BPH 而行外科治疗的患者约有 50% 与遗传有关。关于遗传因素在 BPH 发病中的机制，将有待进一步研究证实。

第二节　良性前列腺增生的病理

一、病理改变

良性前列腺增生又称前列腺结节状增生，是前列腺中最常见的产生症状的瘤样病变。此病少见于 50 岁以下者，50 岁以后随年龄增长而增加，直到 70 ~ 80 岁。BPH 多发生于精阜以上平面的前列腺移行区及尿道周围腺组织。

增生的前列腺一般有核桃或鸡蛋大，甚至更大，可重达数百克。其表面光滑，呈结节状，质韧，有弹性。在体内，增生的前列腺去挤压周围正常的前列腺组织，而形成纤维性外科包膜，肿大的结节因此易经手术切除，而剩下的前列腺中仍可发生前列腺癌。

按增生的腺上皮和纤维组织及平滑肌的比例不同，可将 BPH 分为几个亚型：

（1）硬化性腺病型　与乳腺同名病变相似，结节边界清楚。

（2）纤维腺瘤样型　腺体、平滑肌和纤维组织均增生。

（3）腺瘤样型　以腺体增生为主，似腺瘤，周围间质较少。无真正表面包膜，故不是真正腺瘤。

（4）纤维增生型　以纤维组织增生为主，腺体增生相对较轻。有时平滑肌增生为主而纤维组织增生较轻，似平滑肌瘤。

这些类型是疾病发展的不同阶段，在同一病例经常混杂在一起，不能进行绝对的分类。

二、病理生理

前列腺增生的大小与是否出现下尿路梗阻症状是很有相关性的。前列腺增生的部位不同所引起的症状轻重也不同。如前列腺两侧显著性增生还没有达到使前列腺部尿道受压、屈曲、拉长的程度时，临床症状可能很轻微。如果增生的部位位于尿道周围区，即使轻度的增生也可造成梗阻症状。多年来临床上发现虽存在严重的膀胱出口梗阻症状，但直肠指诊前列腺增生可能不显著，这种称为"非前列腺增生性前列腺疾病"或为"小的前列腺，多剩余尿"。

当前列腺增生引起膀胱出口梗阻（BOO），膀胱的储尿、排尿功能可相应受到影响。膀胱反射性地通过应激—代偿—失代偿的过程，克服出口梗阻，同时逼尿肌开始增生。当膀胱出现高度应激时，患者出现尿急和急迫性尿失禁。在代偿期，患者的症状开始发展，排尿踌躇就是由膀胱改变压力以克服膀胱出口梗阻造成；排尿中断、尿线分叉、尿后淋漓均因逼尿肌强力收缩造成。当膀胱壁出现变化时，三角区肌肉和输尿管间嵴增生，增加了输尿管腔内的阻力，产生狭窄，从而引起双侧肾输尿管积水；同样，逼尿肌也出现不同程度的增生，而在膀胱壁上形成小梁。排尿时，膀胱内压可达 $50 \sim 100$ cmH$_2$O，这可促进膀胱憩室的形成及发展。这些因素持续存在的结果是剩余尿增多，表明膀胱失代偿，此时伴有严重的症状并可出现充盈性尿失禁。当逼尿肌失代偿时，可出现尿潴留、感染、结石和肾功能衰竭。当双侧肾输尿管积水发生及发展时，肾血流量和肾小球的渗透压降低。肾功能衰竭促使感染发生，患者出现明显的高血压、水潴留和其他尿毒症的表现。

BOO 的诱导因素包含机械性因素及动力性因素。前者系前列腺增生造成尿道横切面积减小和尿道延长所致，后者系前列腺部尿道、前列腺组织和前列腺包膜的张力增高所致。α-受体是影响这种张力的主要因素。针对两种不同性质的梗阻选用合理的治疗方法是极为重要的。生理和药理学研究证明，人类前列腺肌细胞可因 α_1-受体激活而刺激平滑肌收缩，增加张力，引起膀胱出口梗阻。α_1-受体阻滞剂能有效地松弛膀胱颈和前列腺平滑肌而不影响逼尿肌功能，因而可迅速解除 BPH 的梗阻症状。

在 BOO 的基础上，可继发膀胱功能异常。常见的膀胱功能异常类型有：

（1）不稳定性膀胱（USB）　系指储尿期出现的自发性或诱发性逼尿肌无抑制收缩。约半数以上的 BPH 患者出现 USB。USB 原因不完全清楚。外科治疗解除 BOO 后，65%～70% 的患者 USB 消失，表明 BOO 是引起 USB 的主要原因。但还有一些其他原因，如病理性或随年龄增长而产生的中枢神经系统功能异常；随年龄增长而发生的逼尿肌功能异常；以及一些不明原因的特发性 USB 等。USB 是引起尿频、尿急、紧迫性尿失禁等储尿期症状的主要原因，与术后持续性尿频、紧迫性尿失禁及膀胱痉挛的发生有着密切的关系。

（2）逼尿肌收缩受损　是因急、慢性尿潴留使逼尿肌受到过度牵拉，萎缩变薄或纤维化所致的收缩力下降。此类患者排尿困难多较重，术后排尿功能恢复亦较差。

（3）低顺应性膀胱　指储尿期较少的膀胱容量增加即产生较高的膀胱内压，较常见的原因为膀胱壁增厚、纤维增生、僵硬，使膀胱扩张受限。因炎症或其他刺激使逼尿肌痉挛性收缩时也可出现低顺应性膀胱。低顺应性膀胱患者并未因膀胱内压升高而使排尿得以改善；相反，持续的膀胱内高压将阻碍上尿路尿液输送，导致上尿路受损。

不稳定性膀胱、逼尿肌收缩受损和低顺应性膀胱 3 种膀胱功能异常既可单独出现，也可为任意两者或三种异常同时存在。不稳定性膀胱和低顺应性膀胱还常有膀胱感觉过敏；逼尿肌收缩受损还常伴有膀胱感觉迟钝和高顺应性膀胱。

BPH 的主要症状之一是排尿困难。排尿困难的程度是由梗阻程度和膀胱功能状况共同决定的。BOO、膀胱无力和 BOO 合并膀胱无力均可产生排尿困难。事实上，BPH 时 BOO 程度和排尿困难程度与前列腺增生的大小不都成正比，正如前面所述，体积较小的前列腺，梗阻不一定严重，排尿困难可能较严重；而对于体积较大的前列腺，梗阻和排尿困难也不一定严重。BOO 较轻且膀胱充分代偿时，则可为正常排尿；相反，若膀胱收缩较差，即使较轻的BOO 也可能产生较重的排尿困难。

上尿路扩张、肾功能受损及大量剩余尿、膀胱内压持续高压是导致上尿路扩张的两个基本原因。根据膀胱功能变化的主要特点，慢性尿潴留分为两类：一类为高压性慢性尿潴留，以低顺应性膀胱和膀胱内压持续处于较高水平为其特征，易发生上尿路扩张，术后上尿路功能恢复较差；另一类为低压性慢性尿潴留，以膀胱感觉功能受损、大量剩余尿为其特征，对上尿路功能的影响较高压性慢性尿潴留要轻，发生也较缓慢。有的学者还发现同时具有两类异常特点的混合型，其特点是剩余尿较多，膀胱测压时，当膀胱充盈至剩余尿量后可见到膀胱内压迅速升高，而在达到剩余尿量前膀胱内压较低。

三、其他非 BOO 性病理生理

随着对 BPH 自然发展过程的系统研究和尿流动力学研究深入，研究者发现十分引人注目的现象：① BPH 的 3 个基本临床病象，即良性前列腺增大（BPE）；下尿路症状如尿频、尿急、排尿困难和压力性尿失禁；梗阻指膀胱颈及后尿道梗阻。三者可独立存在，也可以不同组合相伴存在。临床所谓的BOO 实际上是共同具有上述 3 个基本临床病象的良性前列腺梗阻（BPO），这也是 BPH 治疗的主要目的。② BPH 的 3 个主要尿流动力学表现，即梗阻、逼尿肌受损和膀胱不稳定，三者也可独立存在，也可以不同组合相伴存在；还有一些 BPH 患者的尿流动力学检查结果正常。③ 在临床和病理诊断的BPH 中，有 20% ~25% 的病例并无 BOO，而存在着程度不同的症状。在部分病例中，这些症状确实与 BPH 有关，此类病例经外科治疗后，症状消失或缓解，但有的症状消退并不明显，表明 BPH 临床症状的产生，还可能存在着非BOO 因素。④ 与身体其他组织器官一样，随着年龄的增长，膀胱本身及其神经调节将发生生物学老化，从而产生不稳定性膀胱、低顺应性膀胱和逼尿肌功能受损等与 BPH 膀胱功能异常相似的异常改变。这些异常改变可产生与BPH 几乎相同的临床表现，也可因上述老化因素与 BPH 的共同存在而使临床症状更为明显。总之，BPH 的病理生理变化并非单纯的 BOO 因素，还有尚不十分清楚的非 BOO 因素存在。

第三章
良性前列腺增生的症状与体征

第一节　良性前列腺增生的临床症状

BPH 为老年男性的常见疾病，但其临床症状的出现与其组织学上的增生程度不成正比关系。组织学证实 BPH 在中即可发生，但并不出现症状，症状出现与年龄有密切关系。据统计，45 岁男性出现 BPH 症候群的约占 23%，而 60 ~ 85 岁约占 78%。对 BPH 自然病程的研究发现，BPH 随年龄增长而症状加重，但并非所有病例都进行性加重，部分症状可以无变化，甚至减轻。BPH 的自然病史可分为临床前期和临床期，前者虽有增生病变，但未出现症状；进入临床期，随着病程进展，出现下尿路综合征。症状出现的早晚因人而异，与前列腺大小往往无明确的关系，与增生的部位、劳累、刺激性饮食，以及是否同时存在其他泌尿系疾病有关。BPH 在临床上的主要症状为膀胱刺激症状和梗阻症状。

一、膀胱刺激症状

尿频、尿急、夜尿及急迫性尿失禁可能与膀胱出口梗阻、非梗阻性逼尿肌不稳定有关。尿频为 BPH 早期的常见症状，正常男性每 3 ~ 5 h 排尿 1 次，膀胱容量为 300 ~ 500 mL。尿频是由于逼尿肌失代偿，膀胱不能完全排空，因而膀胱的有效容量减少，使排尿时间缩短，先是夜尿次数增加，每次尿量不多，随之白天也出现尿频。夜尿次数增多可由逼尿肌不稳定或肾脏失去产生尿液的正常节律所引起；夜间迷走神经兴奋，膀胱张力减低致剩余尿量增多，亦可能是夜间尿频的原因。有 50% ~ 80% 的患者尚有尿急或急迫性尿失禁。若伴有膀胱结石或感染时，尿频更加明显，且伴有尿痛。

二、梗阻症状

BOO 引起排尿踌躇、排尿费力、尿线变细、尿流无力、终末滴沥、排尿时间延长、尿潴留及充溢性尿失禁。

由于尿道阻力增加，膀胱逼尿肌必须过度收缩才能开始及维持排尿，患者出现排尿延缓，排尿时间延长，射程近，尿线细而无力。如梗阻进一步加重，患者必须增加腹压以帮助排尿。随着腹压降低，出现尿流中断和尿后淋漓。膀胱逼尿肌失代偿时，可出现剩余尿。当剩余尿量增多，膀胱过度膨胀且压力增大时，可出现充盈性尿失禁。夜间熟睡后，盆底肌肉松弛，尿液更易自行流出，出现夜间遗尿。体内交感神经兴奋将使前列腺腺体收缩及张力增加。因此，有些患者平时剩余尿不多，但在受凉、饮酒、憋尿或其他原因引起交感神经兴奋时，可突然发生急性尿潴留（Acute Urinary Retention，AUR）。

但是这些梗阻症状也不是 BOO 的特有症状，无膀胱出口梗阻的老年男性，因逼尿肌老化及收缩力减低也可有同样的症状。

三、其他临床症状

（1）血尿　60 岁以上 BPH 患者大多可出现肉眼血尿，通常为初始或终末性血尿。前列腺黏膜上毛细血管充血及小血管扩张并受到增生腺体的牵拉，当膀胱收缩时，可以引起血尿。偶有大量血尿，血块可充满膀胱而需紧急处理。膀胱镜检查、金属尿管导尿、急性尿潴留导尿时膀胱突然减压，均易引起严重血尿。

（2）泌尿系统感染症状　下尿路梗阻易导致泌尿系感染。发生膀胱炎时，可出现尿痛，而且尿急、尿频、排尿困难等症状加重。继发上尿路感染时，可出现发热、腰痛和全身中毒症状，肾功能也将受到进一步损害。平时患者虽无尿路感染症状，但尿中可有较多白细胞或尿培养有细菌生长，手术前均应积极治疗。

（3）膀胱结石症状　下尿路梗阻，特别是在有剩余尿时，尿液中小的晶粒在膀胱内停留时间延长，成为核心，形成结石。膀胱结石的发生率可达10% 以上，不合并感染时为 X 线阴性的尿酸盐结石。膀胱结石可引起会阴部痛、尿流突然中断，易招致感染。常伴随或轻或重的血尿，一些患者只诉前列腺症候群而无特殊症状。

（4）肾功能损害的症状　对长期排尿异常并无察觉或不以为意，以致尿路梗阻未能得到及时、合理的治疗，患者就诊时主诉为食欲不振、贫血、血压升高或嗜睡和意识迟钝。因此，老年男性出现不明原因的肾功能不全症状时，应首先排除 BPH。

（5）其他　因膀胱充盈所致的下腹部肿块或肾积水引起的上腹部肿胀；长期依靠增加腹压帮助排尿可引起疝、痔和脱肛。

第二节　良性前列腺增生的症状评分

BPH 患者治疗前后的疗效分析，需要有量化标准。经由巴黎国际协调委员会讨论通过，同意采用美国泌尿学会制定的症状评估法作为世界性公认的评估方法，用以对 BPH 患者的病情做出评估。

国际前列腺症状评分（I-PSS）方法（表3-1），是指对患者根据有关泌尿系统疾病症状的 7 个调查问题做出的回答而给予评分。每一个问题都有 5 个答案来表示患者症状的严重程度。答案以 0 ~ 5 分的计分法计算，总得分可为 0 ~ 35 分（无症状至严重症状）。

生活质量评估（QOL）：会议还拟定了一个问题用以评估生活质量，答案由高兴至很糟（0 ~ 6 分）。

对每位就诊的 BPH 患者治疗前后都要进行 I-PSS 和 QOL 评分，以便对疗效做出客观评定。

目前，有些学者认为 I-PSS 评分中存在着不足，有些内容需要进一步完善。例如：I-PSS 评分中遗漏了关于尿失禁这一困扰患者的关键性问题，而且主要着重于暂时性症状，以至于缺乏严重性的情况记录。I-PSS 忽略了与症状伴随的心情烦恼，这意味着有选择不恰当的不确切性。该评分常用来判断结果，而设计者并无此目的。另外，I-PSS 对排尿症状的重视超过了贮尿异常症状。有的学者认为这与事实不符，有可能使患者接受不必要及不恰当治疗的危险性。

综上所述，I-PSS 还需要进一步完善，需创造一种"简单、细微、兼顾症状程度和影响生活质量"的症状积分方法。只有拥有这样的评估方法，才能得到对疾病影响患者生活质量的真实反映，并使患者从治疗中得到潜在益处。

表 3-1　国际前列腺症状评分表（I-PSS）

在过去一个月，您有否以下症状	没有	在 5 次之中少于 1 次	少于半数	等于半数	多于半数	几乎每次
1. 是否有尿不尽感？	0	1	2	3	4	5
2. 两次排尿间是否经常短于两小时？	0	1	2	3	4	5
3. 是否经常有间断性排尿？	0	1	2	3	4	5
4. 是否经常有憋尿困难？	0	1	2	3	4	5
在过去一个月，您有否以下症状	没有	在 5 次之中少于 1 次	少于半数	等于半数	多于半数	几乎每次
5. 是否经常有尿线变细现象？	0	1	2	3	4	5
6. 是否经常需要用力才能开始排尿？	0	1	2	3	4	5
	没有	1 次	2 次	3 次	4 次	5 次或以上
7. 从入睡到早起一般需要起来排尿几次？	0	1	2	3	4	5
	高兴	满意	大致满意	可以	不太满意	苦恼 很糟
8. 如果在您的后半生始终伴有现在的排尿症状，您认为如何：	0	1	2	3	4	5　6

第三节　良性前列腺增生的体征

一、前列腺直肠检查（DRE）

　　DRE 是前列腺疾病诊断最基本的检查方法。检查前嘱患者排空膀胱或取胸膝位、侧卧位或前俯站立。检查者戴指套或手套，涂以润滑剂；检查时，用示指在肛门四周轻轻按揉后缓缓伸入直肠深部进行检查。重点检查前列腺的大小，两侧是否对称，中央沟是否存在及硬度，有无突出结节，有无压痛感、波动感、结石等。正常前列腺如栗子大小，平坦、边缘清楚、质韧、无结节及压痛、两侧对称、中央沟明显。良性前列腺增生时，前列腺中央沟变浅，腺体增大，中等硬度，严重时中央沟可隆起。就一般临床检查体征而言，前列腺炎指诊可发现腺体有明显压痛、肿胀感，慢性炎症时前列腺表面不光滑，腺体质地坚韧，如发现有波动感提示存在脓肿。前列腺结核时腺体较硬，表现不规则并可触及结核浸润的小硬结，因它与前列腺癌常不易鉴别，必要时可做前列腺穿刺活体组织检查。对于排尿困难的患者，肛门括约肌张力检查是 DRE 的一项重要内容。神经源性膀胱患者，可见肛门括约肌松弛。

BPH 时，腺体可在长度或宽度上增大，或二者均匀增大，表面光滑，边缘清楚，质地为中等硬度，有弹性，中央沟变浅或消失。临床上用不同的方法描述良性前列腺增生的程度。Rous 等在 1985 年提出了直肠指诊前列腺大小分度及估重法；Ⅰ度，腺体大小达正常 2 倍，估重为 20～25 g；Ⅱ度，腺体为正常的 2～3 倍，中央沟可能消失，估重为 25～50 g；Ⅲ度，腺体为正常的 3～4 倍，指诊刚能触及前列腺底部，中央沟消失，估重为 50～75 g；Ⅳ度，腺体超过正常的 4 倍，指诊已不能触及腺体底部，一侧或两侧侧沟消失，估重为 75 g 以上。

直肠指诊对前列腺大小的估计不够准确，不能触及其凸入膀胱的部分，而且指诊前列腺的大小正常不能排除 BPH。直肠指诊对前列腺癌的诊断率不高，组织学检查发现前列腺的患者，只有 26%～34% 于直肠指诊时疑为癌，但直肠指诊目前仍然是不可缺少的检查方法。

二、前列腺外体征

前列腺疾病引起尿潴留的患者，体检可见其下腹部隆起，有压痛，叩诊为浊音。如发生膀胱输尿管尿液反流，则可引起肾积水、肾体积增大，在腹部可触及部分肿大肾脏，肾区有叩击痛。急性前列腺炎合并睾丸炎、附睾炎时伴睾丸肿大，压触痛明显。慢性前列腺炎常伴有附睾炎症，触诊可及附睾结节或肿大。前列腺癌患者出现远处转移时，根据转移部位不同会出现不同的临床症状，如腰椎骨转移，出现腰椎骶骨局部外观异常、局部肿物及压痛等。直肠受累出现大便困难，直肠指诊不易与直肠癌相区别。淋巴系统转移可出现下肢及局部水肿。总之，前列腺疾病往往可引起与之相关的其他系统、器官的变化，细致的全身检查是前列腺疾病诊断过程中必不可少的重要环节。

第四章

良性前列腺增生的辅助检查

第一节　实验室检查

一、尿液检查

正常尿液比重为 1.010～1.030，尿糖定性结果为阴性，尿蛋白定性结果为阴性或 24 h 蛋白排出量少于 150 mg，尿液显微镜检查每高倍视野白细胞偶见或最多不超过 5 个，红细胞少于 3 个。前列腺炎、精囊炎时、后尿道炎时，炎性分泌渗出物直接污染尿液，尿液中可出现蛋白及白细胞增高。前列腺充血、BPH、前列腺癌、精囊炎时，尿液检查可发现数量不等的红细胞；慢性前列腺炎时，尿液检查可以正常或尿液中出现少量白细胞。

二、前列腺液检查

正常情况下前列腺液是前列腺分泌的淡乳白色液体，在高倍显微镜视野下观察前列腺液涂片可见较多的卵磷脂颗粒，偶见白细胞、上皮细胞和精子。

（一）前列腺液涂片检查的临床意义

正常前列腺液中白细胞数大多数不超过 10 个/高倍视野，并可见大量圆形高折光性的卵磷脂小体，一般无红细胞。前列腺液白细胞计数是炎症诊断的主要指标。如果前列腺液涂片检查白细胞计数在 20 个/高倍视野以上，卵磷脂小体减少或聚集成堆，提示有前列腺炎症存在。前列腺液涂片抗酸染色检查，对疑有生殖系统结核的患者有一定诊断意义。滴虫性前列腺炎时，前列腺液涂片检查偶可见到活动的滴虫。淋病性尿道炎合并前列腺炎时，前列腺液涂片为大量白细胞及脓细胞，应做淋球菌细菌学检查。

（二）前列腺液涂片检查的注意事项

① 前列腺液的收集操作方法对前列腺液的成分变化有影响，如果按摩用

力过度，可造成前列腺微小损伤，使前列腺液中红细胞数目明显增加。

② 在前列腺炎症充血期，前列腺液涂片检查可见白细胞数目正常或减少，这是前列腺腺管及间质组织充血、水肿或纤维化造成腺管阻塞所致。

③ 性交、手淫、性兴奋后前列腺液中白细胞可有生理性暂时升高。

④ 在炎症急性期禁止进行前列腺按摩。

三、前列腺细菌学检查

前列腺液细菌培养是诊断细菌性前列腺炎的方法，通过药物敏感试验选择有效抗生素，可以提高临床治疗效果。

（一）标本收集

前列腺液采集方法大致可分为直接法和间接法两种。

（1）直接法　硅胶导管置入后尿道，按摩前列腺，直接收集前列腺液做细菌培养。收集标本前应做会阴部、尿道外口及前尿道消毒以避免污染。

（2）间接法　采用经尿道前列腺活体标本检查，同时做细菌培养和组织学检查是有创的检查方法，现临床很少应用。

（二）临床意义

前列腺炎的病原菌以革兰阴性细菌为主，其中约80%为大肠杆菌，此外还有金黄色葡萄球菌、粪链球菌、变形杆菌等。近年来，淋球菌感染患者有增多趋势，偶有衣原体、支原体感染病例。

四、肾功能检查

肾功能是 BPH 的必查项目，一般检查测定血清肌酐、尿素氮。肾功能检查是发现 BPH 是否引起肾功能损害的有效方法。

第二节　血液生化及免疫学检查

一、血液生化检查

前列腺的血液生化检查较常用的项目有血清酸性磷酸酶、血清乳酸脱氢酶、前列腺液乳酸脱氢酶、血浆锌及尿内多胺体水平等。

（一）血清酸性磷酸酶

血清酸性磷酸酶对诊断前列腺疾病有一定的价值，但是这一检查为非特异性。男性血液中的酸性磷酸酶主要来源于前列腺上皮细胞，当前列腺疾病引起前列腺上皮细胞代谢功能障碍时，细胞外液的酶活性便会受到影响，酸性磷酸酶释放进入血液，使血清酸性磷酸酶浓度升高。因此，血清酸性磷酸酶具有较高的敏感性，可反映前列腺的病变。有文献报道，血清酸性磷酸酶与 PSA 联合检查有助于提高前列腺癌的检出率。血清酸性磷酸酶检查应注意以下几个问题：① 前列腺急性炎症、前列腺癌和癌肿已经转移患者的血清酸性磷酸酶含量增高；② 大部分慢性前列腺炎及 20%～30% 前列腺癌患者的血清酸性磷酸酶含量可正常；③ 前列腺按摩后血清酸性磷酸酶含量可暂时升高，应避免立即做血液检查；④ 血清酸性磷酸酶受性激素影响，雄激素可使血清酸性磷酸酶含量升高，雌激素可使其受抑制，因此双侧睾丸切除患者的血清酸性磷酸酶含量可降低；⑤ 血清酸性磷酸酶对前列腺癌的诊断并非特异，骨肉瘤、甲状腺功能亢进、乳腺癌、肿瘤骨转移均可使其含量升高。

为了提高对前列腺癌诊断的阳性率，临床上常采取一些比较敏感的检测技术，用以鉴别酶是否来自前列腺组织或其他部位。

（二）乳酸脱氢酶（LDH）

LDH 在糖代谢中起着重要作用，有 5 种 LDH 的同工酶参与代谢活动，LDH-Ⅰ参与需氧糖代谢，LDH-Ⅴ则与厌氧糖代谢有关，通过测定这两种 LDH 可以帮助鉴别良性前列腺疾病或前列腺癌。良性前列腺疾病时 LDH-Ⅰ活跃；前列腺癌时 LDH-Ⅴ活力更强，LDH-Ⅴ/LDH-Ⅰ＞1 可视为前列腺癌诊断指标之一。另外，有报道以观察 LDH-Ⅴ水平变化评价雌激素对前列腺癌的治疗效果。正常前列腺液中 LDH-Ⅰ占主导地位，前列腺癌前列腺液中 LDH-Ⅴ水平明显增高，因此有人认为当前列腺液中 LDH-Ⅴ/LDH-Ⅰ＞3 时，提示可能患有前列腺癌。检查时，应在前列腺无感染的情况下测定，因为良性前列腺疾病在感染情况下前列腺液中的 LDH-Ⅴ含量也可增高。

（三）血浆锌

正常成年男性前列腺液中含有某种锌化合物，此化合物具有较强的杀菌作用，为强力抗菌因子。在 100 g 前列腺液中约含 69.2 mg 锌。锌除了参与强力抗菌因子成分组成外，还与精子的代谢活动有关，并影响精子的生存能力。前列腺癌患者的血浆锌水平下降，而 BPH 患者的血浆锌水平可升高，因此，血浆锌的检查可作为 BPH 与前列腺癌鉴别诊断的参考因素。正常血浆锌的平均水平为（98.1±8.2）μg/dL 血浆。

（四）尿内多胺体

部分前列腺癌患者的尿内多胺体显著增高。肿瘤细胞分裂代谢旺盛时，多胺体浓度增高；当达到一定浓度时，尿中多胺体的排泄量也增多；恶性程度越高的前列腺癌患者，尿内多胺体增高也越明显。

二、免疫学检查

（一）前列腺特异性抗原（PSA）

目前，前列腺癌普查最基本的方法仍是直肠指诊（DRE）。而直肠指诊与 PSA 相结合是最有效、最具价值的前列腺癌普查方法。前列腺癌患者血清 PSA 可以显著增高，部分 BPH 患者血清也可有轻度升高。PSA 是目前前列腺癌敏感的指标，目前认为，如 DRE 正常，且 PSA < 4 ng/mL，可不必进行前列腺活体组织检查；若 PSA > 10 ng/mL，则不论是否有体征都应进行前列腺活体组织检查。此外，PSA 是观测前列腺癌进展情况的重要指标，病变发展越迅速，PSA 数值也越高。由于部分（约30%）BPH 患者血清 PSA 数值也轻度升高，且为了回答"PSA 为 4～10 ng/mL 的患者是否进行活体组织检查"这一问题，近年来学者提出了几个 PSA 相关指标：

（1）PSA 密度（PSAD）　即单位体积前列腺组织含有的 PSA，也就是 PSA 除以前列腺总体积。前列腺总体积一般采用经直肠前列腺超声波检查测量，计算方法是前列腺总体积 = 0.52 ×（前列腺前后、左右、上下三径线长度之乘积）。多年来的研究认为，PSAD 可提高 PSA 诊断前列腺癌的敏感性、特异性，目前普遍认为若 PSAD > 0.15 时应进行活体组织检查。

（2）PSA 移行区密度（PSAT）　即单位体积前列腺移行区组织含有的 PSA，即 PSA 除以前列腺移行区体积。前列腺移行区也采用经直肠前列腺超声波检查测量，计算方法与前列腺总体积一样。但是 PSAT 在诊断前列腺癌的作用尚还有争论，有待进一步研究。

（3）PSA 特异性年龄范围　大量不同年龄正常男性的 PSA 分析表明，年轻者 PSA 水平较低，而年老者相对较高。这一年龄范围是40～49 岁：0～2.5 ng/mL（平均0.7 ng/mL）；50～59 岁：0～3.5 ng/mL（平均1.0 ng/mL）；60～69 岁：0～4.5 ng/mL（平均1.4 ng/mL）；70～79 岁：0～6.5 ng/mL（平均2.0 ng/mL）。PSA 特异性年龄范围的应用提高了 PSA 诊断的敏感性和特异性，而且也避免了不必要的活体组织检查。

（4）PSA 速度　血清 PSA 改变的速度，即每年 PSA 增加的速度。若 PSA 每年增加 0.75 ng/mL，应高度怀疑前列腺癌。

（5）游离 PSA 与总 PSA 比值（fPSA/tPSA）　fPSA/tPSA 对前列腺癌筛选很有价值，比 tPSA 更为可靠，特别是 tPSA 在 4～10 ng/mL 时的鉴别诊断，可使 28%～33% 患者免做活体组织检查。目前，大部分学者主要以 15% 和 25% 这两种比值作为临界值，以 15% 为上限，PSA 敏感性为 90%，以 25% 为上限，PSA 敏感性为 95%。若 fPSA/tPSA＜25%，应做活体组织检查。

（6）超敏感 PSA 测定　此方法可检测出血液循环中很低水平的 PSA，其有助于早期前列腺癌局部治疗后的复发。但是，在非前列腺组织如尿道腺体中也发现很低水平的 PSA，广泛应用超敏感 PSA 检测前列腺癌复发常可出现假阳性结果，因此，局限性前列腺癌患者应用该方法分析有一定的局限性。

（二）尿羟脯氨酸

对于前列腺癌骨转移患者，羟脯氨酸（HP）检查有早期诊断价值。HP 几乎全部存在于胶原蛋白内，是骨基质、结缔组织及胶原纤维的主要成分；2/3 存在于骨骼。前列腺癌骨转移时，骨基质被破坏，尿 HP 进入血流循环后经肝代谢随尿液排出。有报道认为，尿中 HP 增高比临床 X 线摄片发现前列腺癌骨转移病灶早 1～7 个月。因此，对前列腺癌患者进行尿中 HP 测定有助于前列腺癌骨转移的早期发现及前列腺癌诊断的分期，对于观察治疗效果也有一定意义。

第三节　前列腺病理学检查

一、前列腺细胞学检查

（一）前列腺液脱落细胞学检查

标本采集：① 按摩前列腺收集前列腺液，方法同前列腺按摩检查。初始几滴前列腺液弃去，以避免尿道脱落上皮细胞的影响。用拉片或推片法制载玻片，进行巴氏染色细胞学检查。② 收集按摩前列腺液后初始尿液，离心后用其沉淀成分涂片，固定染色送细胞学检查。

（二）经直肠前列腺穿刺细胞学检查

该细胞学检查的优点是成功率高，损伤小；缺点为有感染可能。一般经直肠穿刺采用 Franzen 穿刺针及导引器。Franzen 穿刺器具包括 27 号长针头、

10 mL 带有特殊把柄的针管及专门引导穿刺针走行方向及角度的指套各一件。

操作方法：患者取侧卧位或胸膝位，肛周局部消毒处理，术者左手戴消毒手套，示指经肛门查找前列腺可疑病灶部位，在 Franzen 穿刺针引导指套下，将穿刺针刺入病变部位，利用 Franzen 穿刺针管产生的负压将可疑组织吸入针内送细胞学检查。为防止感染，在穿刺前一天及术后应用抗生素。此方式操作相对简单，可在门诊进行，也可重复穿刺观察治疗效果。

（三）临床意义

前列腺脱落细胞包含前列腺上皮细胞、精囊上皮细胞、尿道上皮细胞，偶含精子。

1．正常前列腺脱落细胞

（1）前列腺上皮细胞　呈柱形、立方形或多边形，镜下为成群或散在分布，细胞质巴氏染色着色，量适中，细胞边界清楚，胞核圆形，中心位。

（2）尿道上皮细胞　包括移行细胞、鳞状上皮细胞及柱状上皮细胞，因分布部位不同而不同。前列腺部尿道大部分为移行上皮所覆盖，尿道大部分为复层柱状上皮，尿道外口为复层鳞状上皮。

2．异常前列腺脱落细胞

（1）前列腺炎　可见数量不等的中性粒细胞、脓细胞或陈旧红细胞。慢性前列腺炎时可见变性的上皮细胞。朗汉斯巨细胞是前列腺结核的典型标志。

（2）前列腺导管腺癌　发病率低，但癌细胞易脱落，故细胞学检查阳性率高，从而可做到早期诊断。涂片中可见呈群团状脱落细胞，核体积增大，边缘不清，胞质内含有大小不等的分泌颗粒。

（3）前列腺移行细胞癌　多源于尿道周围的初级前列腺管，可伴有膀胱移行上皮癌。癌细胞易于脱落，恶性移行细胞多为圆形，核质比失常，核大质少并畸形，可见到核仁，核染色质增多，分布不均。胞质少，可见嗜天青颗粒。

（4）前列腺腺癌　根据分化程度可分为高分化及低分化两类。高分化前列腺腺癌细胞呈圆形、卵圆形，胞质中量，有空泡，核大小形态不一，位于偏心位，染色质增多，不均匀。低分化前列腺腺癌脱落细胞成团，排列紧密，细胞小，核质比失常，核染色质呈粗颗粒状，可见核分裂象。

（5）前列腺鳞状细胞癌　其发生率很低，细胞体积较大，胞质内含有角蛋白，嗜酸性。细胞核大，着色深，形态呈畸形。

二、前列腺活体组织检查

根据采取标本途径可分为经尿道、经会阴、经直肠和开放性手术活体组织检查几种方式。前列腺癌的最终诊断有赖于前列腺活体组织检查。因此，当临床怀疑前列腺疾病，但不能确定是良性或恶性病变时，应进行前列腺活体组织检查。

（一）经尿道前列腺活体组织检查

应用尿道电切镜切取可疑部位的组织标本，同时观察尿道及膀胱的情况及有无肿物侵犯。经尿道前列腺活体组织检查对于早期前列腺癌的诊断率低，原因为大部分前列腺癌好发于前列腺外周区，距尿道有一定距离，如果要切病变组织则首先要切除近尿道部前列腺组织。此方式活体组织检查损伤较大，准确率低，目前临床较少采用，或与经直肠前列腺活体组织检查结合应用。

（二）经会阴前列腺穿刺活体组织检查

如今，临床上多采用经会阴模板定位前列腺饱和穿刺活检。在经直肠超声引导下，避开尿道，以 0.5 cm 为间隔，对前列腺进行多点穿刺，穿刺的位置往往大于 12 个，获得的标本数量较多，能够有效提高诊断的阳性率，尤其对 PSA 小于 20 ng/mL 的患者，阳性率提高尤为明显，并易于诊断前列腺中央带的可疑病灶。经会阴前列腺饱和穿刺活检术后，肉眼血尿、发热、尿潴留等并发症的发生率相对低于经直肠前列腺穿刺活检，且无直肠出血、无血管迷走神经反射及感染性休克等严重并发症的发生。如今，经会阴饱和穿刺活检是确诊前列腺癌病理最常用的方法之一。

（三）经直肠 B 超引导下前列腺穿刺活体组织检查

近年来，经直肠超声波检查技术的准确率已超过其他方式，如经直肠 B 超引导下穿刺活体组织检查，准确率较高，在临床上得到了较广泛的应用。经直肠 B 超引导下前列腺穿刺活体组织检查的适应证：① PSA >4 ng/mL 且 DRE 或经直肠超声波检查（TRUS）异常，行可疑部位活检 3 针；② PSA >10 ng/mL，行前列腺不同方向系统性随机活检 6 针；③ PSA 为 4～10 ng/mL，DRE 或 TRUS 异常，行系统性随机活检 6 针；④ PSA 正常，DRE 或 TRUS 异常，行可疑部位活检 3 针。

操作步骤：穿刺前三天开始口服抗生素，穿刺后继续服用三天。穿刺前 1 h 清洁灌肠。患者取左侧屈曲卧位，先在超声波探头尖端涂上适量耦合剂，外套一个避孕套，探头尖端再涂一层耦合剂。然后将无菌的活体组织检查针固定装置安装在探头上。把探头缓慢插入直肠内，用横切面及矢状面扫描定位穿刺活检部位，将所要穿刺的活检部位或可疑病灶区移至穿刺线上，以到达自动弹射式活检装置（简称活检枪）射程范围之内，接着把已装好无菌 18 号 Tru-cut 活检针的活检枪沿活检针固定装置推进，见到针顶起直肠黏膜时按动发射钮，必要时可穿过直肠黏膜进入前列腺腺体内。在前列腺两个侧叶的中部旁矢状平面扇形方向各做 3 个穿刺，取出 15 mm 圆柱形组织共 6 块，外周区全层组织在此平面很少超过 10 mm，都包括在所取的组织内。枪击后拔出活检枪，按动前推芯钮，把针槽内组织轻轻刮下置于活检瓶中。75% 乙醇消毒活检针后可再次穿刺。系统活体组织检查可了解：① 前列腺的范围（体积）；② 估计整个肿瘤的全部 Gleason 分级；③ 确定在前列腺尖部或膀胱颈部肿瘤的位置，可避免切缘阳性；④ 对可触及的 B 期癌，系统活体组织检查是了解肿瘤有无侵犯另一叶的唯一方法，但经直肠前列腺穿刺活检易并发感染、发热等。

（四）前列腺开放性手术活体组织检查

此方法即采用经会阴切开直接摘取前列腺可疑病变组织，损伤大，操作复杂，临床上不常采用。但对于早期前列腺癌的明确诊断，阳性率较高。

第四节　内镜检查

泌尿内镜检查不但可以诊断前列腺疾病，而且可以同时了解膀胱、尿道的病理变化，对于前列腺疾病治疗方式的选择也有帮助。目前，临床常使用的是硬性膀胱尿道镜。

一、常规操作方法

患者取截石位，会阴及尿道外口消毒，尿道行表面麻醉，插入镜体时应提起阴茎以消除尿道第一弯曲。于后尿道球部镜体插入略感阻力，可持续轻柔向下放平镜体并向前推送，直至进入膀胱。放镜过程要轻柔细致，切不可使用暴力，尤其是当良性前列腺增生造成尿道梗阻的情况下，应避免尿道损伤。放入镜体后，首先观察膀胱内有无剩余尿及尿液物理性状，然后有次序地观察膀胱颈部、膀胱三角区及其各壁。注意膀胱颈部形态，有无挛缩、增生，前列腺是否突入膀胱；了解前列腺增生的程度，对尿道的压迫情况，估计后尿道长度等；观察膀胱内有无结石、肿瘤，膀胱壁有无小梁、憩室等情况。检查过程尽量做到不遗漏。

二、前列腺疾病的膀胱镜所见

（一）正常膀胱颈部

正常膀胱颈部除底部稍平坦外，各视野均呈半月形态。其表面光滑而整齐，颜色明亮，呈鲜红色，带有光泽。

（二）良性前列腺增生

（1）尿道两侧前列腺增生 两侧中度前列腺增生时可见膀胱颈部向内呈圆丘状突起遮掩部分三角区，使尿道成一纵形裂缝状。重度增生时，膀胱颈部两侧突出更加明显，膀胱三角区明显抬高，膀胱内可见小梁形成或假性憩室。

（2）位于膀胱颈底部的前列腺增生 膀胱颈底部呈圆丘隆起或成肿块状突出于膀胱，导致膀胱颈后唇明显抬高。

（3）尿道两侧和膀胱颈底部的前列腺普遍增生 检查可见两侧及底部呈圆滑状隆起，膀胱颈前有较深的裂隙，膀胱颈底部及尿道两侧的前列腺增生组织旁也可见到由于前列腺增生形成的缝隙，后尿道显著延长，可超过 5 cm。

（4）膀胱内其他伴随表现 ① 小梁形成：在膀胱三角区后部及输尿管口外侧部附近可见长短粗细不均、交叉成条束状隆起成梁状。表面黏膜一般色泽正常，也可有血管扩张及充血表现，严重时小梁可遮盖输尿管口。② 假性憩室：由小梁交叉形成多个椭圆形颜色暗淡的凹陷，称为小房。凹陷开口较大、底部较深的称为假性憩室。③ 输尿管口变化：由于膀胱壁增厚，小梁及假性憩室形成，输尿管口正常解剖位置变化，有时不易观察。如长期严重尿路梗阻，膀胱尿液可反流向输尿管、肾盂，输尿管蠕动力减弱，管口喷尿无力，外观呈洞穴状。继发出血感染，可见管口出血、尿液混浊。

（三）前列腺癌

膀胱镜并非前列腺癌的常规检查项目，如癌肿未侵及膀胱颈部，膀胱镜所见正常。如尿道或膀胱颈部受累，膀胱镜检查插入镜体时于后尿道部出现抵抗感。镜内可见膀胱颈不光滑，表面有不规则新生物。如肿瘤侵犯膀胱黏膜，可见到膀胱与膀胱癌相似的表现，肿物不规则，易出血，表面可有坏死溃疡等。

第五节 B 型超声波检查

经腹部 B 超扫描可清晰显示 BPH，尤其是凸入膀胱的部分。检查时膀胱需要充盈。B 超检查还可估计剩余尿量。经腹部检查对前列腺内部结构分辨度差。经直肠 B 超扫描目前普遍被采用。

一、声像图表现

（1）形态 BPH 只发生于前列腺移行区（内腺），声像图示内腺增大，由正常年轻人的新月形变成半圆形或近似于圆形，两侧对称，外周区受压缩小。增生的内腺可以不同程度地凸入膀胱。如以结节样增生为主时，前列腺可不对称。

（2）边缘轮廓 包膜光滑完整，无中断现象。

（3）内部回声 腺体内部通常呈均匀低回声，可呈结节性增生或弥漫性增生，结节可呈等、高或低回声，个别局限性增生为主时，需与前列腺癌鉴别。

二、前列腺大小

（1）前列腺径线增大 经正中矢状面可获得上下径、前后径，经最大横切面或冠状面时获得最大横径、前后径。由于检查方法及仪器类型不同，超声测值有所不同，目前认为经直肠检查所测值最为准确。正常横径 3.5 ~ 4.5 cm，前后径 1.5 ~ 2.5 cm，上下径约 3 cm。BPH 以前后径增大为主。

（2）体积及质量增大 正常前列腺呈栗子形，若把它看成近似椭圆体，则用公式 $V = $ 纵径×横径×前后径×0.523 计算体积；若看成球体，则用公式 $V = 4/3\pi \times$ 半径^3 计算体积。也可用连续断面方法，即用直肠探头自上而下每隔 0.5 cm 横切前列腺，求出其面积，一系列面积之和乘以厚度即为前列腺体积。

正常前列腺质量为 15 ~ 20 g，大于 40 g 通常认为增大。质量公式为 $W = V \times 1.05$，其中 W 为质量，V 为前列腺体积，比重为 1.05。近年来，随着超声仪器和电脑技术的发展，应用电脑技术分析处理图像应运而生，其可自动

33

测量前列腺体积，并应用三维重建技术进行前列腺体积测量，准确性有所提高。

三、膀胱的改变

当 BPH 下尿路梗阻时，膀胱可出现：① 膀胱壁增厚、不光滑，可有肌小梁、憩室形式；② 膀胱内剩余尿增多，严重者可有双肾积水。近年来有研究发现，梗阻时膀胱壁增厚，膀胱质量较正常增加，有学者认为若膀胱质量大于 35 g，即提示 BOO。

四、彩色多普勒显像

BPH 的组织血液供应较正常组织增多，增多的血流可出现于内腺和外科包膜（被压缩的外周区及中央区，与移行区间有一明显的分界线，在此分界线上可见散在排列或呈弧形排列的钙化灶），呈低阻型，较规则，呈线状排列。根据前列腺增生的类型（弥漫性增生型及结节性增生型）和增生程度，血流可以呈灶性增多或弥漫性增多。

五、鉴别诊断

（1）前列腺癌　体积可稍增大，包膜连续性差或中断破坏，外周区可见低回声结节。

（2）慢性前列腺炎　体积增大不明显，包膜增厚连续性尚好，内部回声不均匀。

第六节　CT 和 MRI 检查

一、CT 检查

良性前列腺增生 CT 图像的特点是前列腺径线增大，前列腺超过耻骨联合上方 10~30 mm，根据扩大的程度呈球形或椭圆形，两侧对称，密度均匀，增强后扫描前列腺中心部良性增生结节密度相对增高，部分前列腺内散在小点状或短条状钙化，CT 值为 100 HU 以上。依前列腺增生大小不同，脂肪间隙存在，变薄或消失；精囊三角正常。BPH 明显时膀胱底部受压向上移位，有时明显突入膀胱，似膀胱肿块。CT 可同时扫描肾脏，了解有无肾积水。

二、MRI 检查

绝大多数前列腺增生结节发生于移行区，使前列腺体积增大。MRI 可以测量前列腺增生的体积。T_1W 显示略长的均匀低信号，T_2W 为等信号、低信号或高信号，中间伴有或不伴有点状更高信号（增生结节中如以肌纤维成分为主则表现为低信号，如以腺体成分为主则表现为高信号）。许多增生结节的周围常因受压萎缩，T_2W 呈一环形低信号带，即手术时所见到的外科包膜。移行区增生结节逐渐增大，可使外围区受压萎缩，甚至在 MRI 上显示不出来。BPH 不仅使前列腺普遍增大，还可向前上方呈结节状突入膀胱，在膀胱底部形成软组织块，但是非特异性的。膀胱精囊角存在，可压迫直肠前壁，但保持正常的间隔。MRI 检查对鉴别前列腺癌有价值。

第七节　尿流动力学检查

尿流动力学检查对 BPH 的诊断有重要意义，可确定梗阻程度，前列腺部尿道及内、外括约肌阻力，逼尿肌功能状态。根据所测得的尿流率、逼尿肌压力、尿道压力曲线，以及括约肌肌电图等项的数据，可分析前列腺症候群是因梗阻还是刺激所致，了解是否存在逼尿肌不稳定、逼尿肌收缩功能受损和膀胱顺应性改变。

一、鉴别诊断

许多老年性疾病有尿频、夜尿及排尿困难等症状，是否都为 BPH？已有较多的研究表明，I-PSS 评分均不能作为确定有否尿路梗阻和区分 BPH 与非 BPH 性梗阻的可靠依据，尿流动力学检查可为下列疾病提供可靠的鉴别诊断。

1. 膀胱无力

常见于神经损害、糖尿病、肌源性和特发性膀胱无力。这类疾病有排尿困难，膀胱压很低，但无尿道梗阻，尿道压力及尿道阻力正常。

2. 逼尿肌/尿道括约肌协同失调

其主要特征是逼尿肌收缩排尿时，尿道括约肌不松弛或松弛不全，主要见于脊髓病变或损害患者，分为逼尿肌尿道内括约肌协同失调和逼尿肌尿道外括约肌协同失调两种。压力/肌电图同步检查是确定逼尿肌尿道外括约肌协同失调的诊断的主要依据。膀胱压/电视排尿性尿道造影同步检查出现逼尿肌有力的收缩，但膀胱颈不开放是确定逼尿肌尿道内括约肌协同失调诊断的重要依据。神经病变的症状、体征及神经电生理检查对本症的诊断也是十分必要的。

3. 不稳定性膀胱

老年性痴呆、脑萎缩、脑血管疾病（如脑梗死、脑出血、偏瘫等）、帕金森病等都可引起不稳定性膀胱（USB），这类患者尿频明显，常伴有尿失禁和遗尿，由于患者常在较小的膀胱容量下排尿和有严重的尿不尽感（膀胱实际上已排空），故产生一系列假性排尿困难症状。不稳定性膀胱是导致误诊的常见原因。应仔细询问病史，尤其是排尿次数和每次尿量。确诊有赖于膀胱测压检查。

二、确定 BPH 梗阻程度和膀胱功能

充盈性膀胱测压、压力—流率同步检查、尿流率检查及尿道压力图可准确判定梗阻程度，从而指导选择治疗方法。对于梗阻较轻、膀胱功能较好者，可考虑较保守性的治疗。

三、确定梗阻部位，指导选择术式

我国学者金锡御等根据 49 例 BPH 尿道压力图与手术前列腺标本测量对照研究发现：① BPH 患者膀胱颈压、膀胱颈长、前列腺压及前列腺长均显著大于正常；② 手术标本测量结果与尿流动力学检查所示基本吻合。膀胱颈压过高和膀胱颈长度增长为主者，前列腺增大主要在精阜近端；前列腺压和膀胱颈压均升高者，多为前列腺普遍增大；单纯前列腺压增高者，精阜远端增大明显。

精阜是经尿道前列腺切除术（TURP）的重要界限，精阜远端前列腺体积对电切效果及术后尿失禁的发生有较大影响。据 Shah 报告，有 23% 的病例增生前列腺的 30% ~ 50% 位于远部，若以精阜为准行 TURP，这类病例残留前列腺较多，影响疗效；若电切超越精阜，又有发生尿失禁之虑。因此，

尿道内型 BPH 以行 TURP 为宜。

四、确定逼尿肌功能，预测疗效和并发症

BPH 术后膀胱痉挛是导致术后出血及尿管引流不畅的重要原因，患者非常痛苦。术前检查有严重 USB 者，术后膀胱痉挛较严重，对这类病例手术后保留硬膜外麻醉导管，术后经导管定时给予小剂量吗啡（3 mg），能获得强而持久（20 h 左右）的止痛和解痉效果。

术前检查有严重 USB 者，术后可出现较长时间的尿频，甚至发生尿失禁。术前检查有膀胱无力、高压性和低压性慢性尿潴留者，术后膀胱造瘘管应多放置一段时间，以利膀胱和上尿路功能恢复。

五、评价治疗效果

尿流动力学检查具有直观、准确、量化和可比性高的优点，应视为评价治疗效果最为确切的指标。尿流率是最常用的指标之一。近年来更强调应用压力—流率检查评价疗效。

1. 术后排尿困难

前列腺手术后少数患者仍有排尿困难，其中有部分病例尿道探子检查或内镜检查也难以确定排尿困难的原因。全面的尿流动力学检查可使绝大多数此类患者获得满意的诊断。术后排尿困难的常见原因如下：

（1）误诊误治 其中最常见的为逼尿肌无力、逼尿肌括约肌协同失调和不稳定性膀胱。糖尿病性膀胱无力和神经系统疾病合并 BPH 者术前应准确了解 BPH 梗阻程度。BPH 梗阻较重者手术后梗阻症状将有不同程度的改善，而BPH 梗阻程度较轻者术后梗阻症状改善常不明显。若患者梗阻症状主要来源于逼尿肌尿道外括约肌协同失调，术后不仅梗阻症状得不到改善，甚至还可产生尿失禁，使治疗陷入困境。

（2）残余梗阻 最为常见。压力—流率同步检查可知梗阻存在与否，尿道压力图检查可提供梗阻部位、长度等有关资料。

（3）逼尿肌收缩功能恢复差 可表现为逼尿肌收缩力差或膀胱充盈时收缩亢进，但容量低于剩余尿量时收缩无力。

（4）假性排尿困难 这类患者排尿初始阶段，尤其是膀胱内有较多尿液时排尿较好，排尿后期虽用力排尿但尿仍不成线，增加尿量并加用抑制膀胱收缩的药物有良好的效果。尿流动力学检查显示无剩余尿，最大膀胱容量≤100 mL，

有严重不稳定性膀胱或低顺应性膀胱，无尿道梗阻的征象，推测其症状的产生原因是膀胱容量过小。患者在膀胱近乎空虚的情况下排尿，有严重的尿不尽感，故而出现一系列类似于排尿困难的症状，此时并无尿道梗阻，故将其称为假性排尿困难。

2. 术后尿失禁

BPH 术后尿失禁的类型及原因较多。膀胱压大于尿道阻力是所有尿失禁发生的共同机制。其原因可为下列三者之一，即膀胱压过高、尿道压过低及膀胱压高合并尿道压低。BPH 术后尿失禁的机制亦是如此。

前列腺手术后尿道内括约肌功能已大部分丧失，尿道压力图与女性的十分相似，若尿道外括约肌损伤则可发生尿失禁。此时尿道压力图表现为最大尿道压及最大尿道闭合压低，后尿道缩短，尿道关闭面积缩小。膀胱压过高的原因有不稳定性膀胱和低顺应性膀胱两种，充盈性膀胱测压即可提供可靠的诊断。

有资料表明，BPH 术后尿失禁的主要原因是尿道外括约肌损伤，但膀胱压过高这一因素不可忽视，它可单独引起尿失禁（约占 33.3%），也可与尿道外括约肌损伤并存（约占 42.1%）加重尿失禁程度。除此之外，正确认识膀胱压过高这一因素的意义还在于：① 治疗方面，选用抑制膀胱收缩药物及膀胱训练可获得较好的效果。② 诊断方面，膀胱压过高者常有尿频及尿急，尿失禁亦常为紧迫性，但由于不稳定性膀胱常可因突然的腹压增加而诱发，故此类患者也可表现为压力性尿失禁或混合性尿失禁，因此不能仅凭临床症状做出诊断。

第五章

良性前列腺增生的诊断

第一节　良性前列腺增生的定义

良性前列腺增生（BPH）是一种特殊的组织病理性疾病，其特征表现为基质及上皮细胞的增生。BPH可以导致良性前列腺增大（BPE）及尿流动力学可显示的良性前列腺梗阻（BPO）。但是，老年男性的下尿路症状（LUTS）可以在无BPE及BPO时出现。因此，许多被认为是前列腺疾病而进一步检查的患者其实更正确的分类应为有下尿路症状患者，进一步的检查应确定病因或前列腺疾病与症状的关系。

标准（通常）：患者指50岁以上的男性，有提示BPO的LUTS及无任何特殊的除外指标。

淘汰标准：该建议性意见不适用于有下列任何一项除外指标的患者，符合以下标准的患者有着比BPO危险的疾病，可能需要的诊疗手段超出该报告的范围。①年龄小于50岁；②有前列腺癌；③有BPO侵袭性治疗失败病史；④有难以控制的糖尿病和糖尿病性神经病变；⑤有病史或体检提示的神经系统疾病；⑥有盆腔外科手术或外伤史；⑦有性传播疾病史；⑧服用影响膀胱功能的药物。

第二节　良性前列腺梗阻的下尿路症状患者的诊断程序

基本检查是指每个患者都应进行的检查。建议性检查是指已证实对大多数患者均有价值的检查，并鼓励在初步评估时进行的检查。选择性检查是指已证实对所选择的患者有价值，应由临床医师来决定是否行该检查。非建议性检查是指已证实对大多数患者无价值，但是对未满足标准患者指标的这类患者可能有所帮助。以上定义范围适用于诊断方法和研究分类。

一、初诊的基本检查

对所有以 LUTS 为主诉，提示有 BPO 的初诊患者，必须实施该类检查。

1. 病史

病史应集中包括以下内容：① 泌尿生殖道症状的情况；② 既往手术史（特别是涉及泌尿生殖道的手术）；③ 一般身体状况，如性功能状况；④ 服用药物史；⑤ 患者耐受手术的可能性。

2. 症状的评估

评估采用国际前列腺症状评分（I-PSS）和生活质量评估（QOL）。

如患者有提示 BPO 的 LUTS 时，建议采用调查表方式从患者的角度客观记录症状发生的频率，建议使用 I-PSS 及 QOL 调查表。

I-PSS：该表由患者自己填写，每个问题答案分为 0 ~ 5 分，患者可从其中选择一个答案以表示该症状的发生频率。总分范围为 0 ~ 35 分（从无症状到症状严重）。症状积分的表示方法为 I-PSS（0 ~ 35 分）。患者的症状的轻重程度可以按如下分类：0 ~ 7 分为轻度；8 ~ 19 分为中度；20 ~ 35 分为重度。

QOL：附于 I-PSS 表之下，调查患者在今后生活中对目前症状的耐受程度。答案范围从非常好至很痛苦。尽管该调查表不能全面了解 LUTS 对生活质量的影响，但可使医师对患者疾病的严重程度有初步的印象。生活质量评估结果表示为 QOL（0 ~ 6 分）。

医师应询问 I-PSS 表中的问题，以便患者参与讨论有关症状对其生活的影响。在临床工作中医师也可以采用其他调查表，以进一步了解有关患者的控尿情况、性功能状态及症状对健康状况的影响。

3．体格检查及 DRE

体格检查包括以下内容：① 耻骨上有无充盈的膀胱；② 全面的运动及感觉功能；③ 直肠指诊检查包括肛门括约肌张力及前列腺大小、质地、形态及有无前列腺癌的征象。

4．尿液分析

尿常规或加离心尿沉淀物检查，以确定患者是否有血尿、蛋白尿、脓尿或其他改变（如有无尿糖）。

二、建议性诊断检查

建议性检查是指已证实对多数患者有价值的检查，建议在初诊时采用。

提示有 BPO 的 LUTS 并非特异。对有症状但无手术指征，而且基本检查支持 BPO 的患者，应行进一步的诊断性检查以确定患者的症状是否为 BPO 所致并预测疗效（或预测等待观察失败的可能性）。

1．肾功能评估

可通过测定血清肌酐或其他适当的方法来评估肾功能。

2．PSA

尽管 BPH 不会导致前列腺癌，但是处于患 BPH 年龄的男性也是前列腺癌高危人群。血清 PSA 测定加 DRE 的前列腺癌检出率明显高于单独采用DRE。预期寿命超过 10 年以上及一旦发现前列腺癌会改变治疗方法的初诊患者必须行血清 PSA 检查。

应告知患者血清 PSA 检查的意义及其预示的危险性，包括检查的假阳性及假阴性，经直肠 B 超穿刺活检合并症及活检假阴性的可能性。假如有关前列腺的检查结果不确定，医师必须根据临床经验及血清 PSA 值判断是否行经直肠 B 超或前列腺活检。

3．尿流率的测定

建议在初诊时和治疗中、治疗后了解疗效时测定尿流率。基于该检查的无创性和临床价值，在任何积极性治疗前均应测定。最大尿流率（Q_{max}）是最佳的测定指标，但是低 max 不能区分膀胱出口梗阻及膀胱收缩功能下降。由于 Q_{max} 因个体差异极大及其尿量依赖性，因此，理想的尿量应大于 150 mL。如经反复努力，患者尿量不能达到以上标准，可采用现有尿量的 Q_{max} 结果。由于技术上的缺陷，许多自动尿流率记录仪往往过高估计尿流率，因此应采用手工方法复核 Q_{max}。

4. 剩余尿

建议在初诊时评估和治疗后判断疗效时测定排尿后剩余尿量。该检查最好通过无创伤的经腹超声进行。由于剩余尿有明显的个体差异，需反复测定以提高准确性。如首次剩余尿量极为显著，即提示应改变患者的治疗方法。

5. 排尿日记（频率—容量表）

以夜尿增多为主诉时，排尿日记有其特殊价值，一般记录数个 24 h 的排尿情况，有助于确定患者是夜尿增多，还是饮水过量。

三、选择性诊断检查

1. 压力—流率测定

已证实在侵袭性治疗前或要求准确诊断 BPO 时，该检查是有价值的。压力—流率测定能鉴别低尿流率是由膀胱出口梗阻引起，还是由逼尿肌无力所致。该检查是通过分析逼尿肌压力与尿流率的相关性而实现的。

如患者无 BPO，而有严重的 LUTS，则传统治疗如缓解膀胱出口梗阻的外科手术等常不能取得良好的疗效。建议采用适当方法来治疗这些患者，包括给予抗胆碱能制剂、膀胱行为训练及生物反馈等。

压力—流率测定最重要的参数是 Q_{max} 时逼尿肌压力（Pdet at Q_{max}）。

2. 经腹或经直肠前列腺（TRUS）超声显像

经腹或经直肠前列腺（TRUS）超声显像建议用于有选择的患者。对有提示 BPO 的 LUTS 患者，科学委员会建议不常规采用经腹或经直肠测定前列腺的大小、体积及形态。但是前列腺的解剖特点决定了一些治疗方法的效果（如激素治疗、热疗、支架及经尿道内切开术）。如计划采用这些治疗方法，可采用经腹或经直肠超声检查前列腺的大小及形状。对于血清 PSA 超过当地参考范围的男性，可选择经直肠超声检查前列腺，并对可疑部位进行超声引导下的穿刺活检，或六象限的随机活检以除外前列腺癌。

3. 超声或静脉肾盂造影的上尿路显像

如患者有以下一个或多个征象或症状时，建议行上尿路显像检查：① 过去或目前存在上尿路感染；② 血尿（镜下或肉眼血尿）；③ 有尿石症病史；④ 肾功能不全（在这种情况下，首选超声检查）。

对于一些符合无合并症的 BPO 初诊患者，不建议行超声或静脉肾盂造影的上尿路显像检查。

4. 下尿路的内镜检查

初步评估符合 BPO，其他状况良好的患者，建议不进行内镜检查。有些治疗的效果取决于前列腺的解剖特征（如经尿道内切开术、热疗等）。如采用这些治疗方法，建议进行内镜检查。需要外科手术时也建议进行内镜检查。根据前列腺的大小及形态决定是否采用经尿道前列腺切除术（TURP）、经尿道内切开术（TUIP）或开放性手术时，建议进行内镜检查。

四、LUTS 常规评估时不建议进行的检查

以下这些诊断检查对于有 LUTS 提示有膀胱出口梗阻的情况，不能提供有价值的资料，因此，建议不作为常规检查：① 逆行尿路造影；② 尿道内压力描记（UPP）；③ 排尿性膀胱尿道造影；④ 尿道外括约肌肌电图；⑤ 充盈期膀胱测压。

五、初步评估后的处理

① 初步评估不符合 BPO 的诊断，而提示其他疾病，医师在选择治疗方法之前应采取适当的评估手段以了解产生这些症状的真正病因。例如：对血尿、尿路感染及可疑直肠指诊必须准确分析其产生的原因。如发现引起排尿不适症状的其他病因，如神经源性膀胱、尿道狭窄、前列腺癌等，应进行进一步检查及恰当的治疗。

假如直肠指诊可疑，或血清 PSA 高于当地参考范围，可通过经直肠超声及活检确诊前列腺癌，诊断一旦成立，患者将因此得到恰当的治疗。如活检阴性，患者即可进入 BPH 诊断程序。

② 初步评估符合 BPO 的诊断，并排除其他与症状有关的疾病。外科手术的绝对指征：a. 尿潴留（至少有一次拔除尿管后仍不能排尿）；b. 因前列腺增大所致的反复肉眼血尿；c. 因 BPO 所致的肾功能衰竭；d. 因 BPO 所致的膀胱结石；e. 因 BPO 所致的反复泌尿系感染；f. 膀胱大憩室。对于这些情况，应评估决定哪种手术方式（TURP、TUIP 和开放性手术等）较合适。

如无外科手术的绝对指征，应根据患者症状的严重程度来决定治疗方法。a. 如症状不严重且无并发症，不建议进一步检查，可随访观察。该建议基于不严重的 LUTS，一般不会对患者健康状况产生严重影响。b. 因 BPO 而产生较严重症状者，应考虑行建议性检查。科学委员会目前尚未确定考虑需进一

步诊治的 Q_{max} 及剩余尿的参考范围，可根据患者的症状初步评估症状评分，确定是否需行 BPO 的其他一些检查，由患者的主管医师决定进一步的诊治方案。

应当对各种建议性治疗（等待观察、药物治疗、介入性治疗及手术或非手术治疗）的优劣进行讨论。患者有权拒绝任何进一步的评估及治疗，医师可根据患者的要求以后再进行复查。治疗的选择应是医师与患者通过讨论而共同决定的。有时需要进行选择性检查，尤其是准备进行介入性治疗时，以便进一步明确治疗指征。假如目前病情足以提示为梗阻，医师应与患者一起讨论各种介入性治疗的优劣。假如患者的病情不足以提示梗阻，如 $Q_{max} > 10 \ mL/s$，应考虑行压力—流率测定，因为如果无梗阻则治疗失败的可能性很大。

第六章

经尿道柱状水囊前列腺扩开术

第一节　与良性前列腺增生相关的概念

一、前列腺随年龄增长而增大

前列腺是位于膀胱颈外围绕后尿道（也叫前列腺部尿道）周围生长的副性腺器官，是人体器官中罕有的随年龄增长而体积不断增大的器官。

二、前列腺在包膜内增生

前列腺有完整的包膜，且随着年龄的增长，增生组织由尿道腺体部位向周边生长，把前列腺体挤向原有包膜，逐渐形成所谓"外科包膜"，增加了原有包膜的厚度。因此，前列腺包膜不是随年龄增长变得薄弱，而是变得更加强韧，使增生腺体被牢牢地禁锢在包膜内，致使腺体的增生部分在尿道周围形成压力，直接影响到尿路的通畅性。

三、前列腺增生无种族及地区等差异

研究发现，前列腺增生基本不受贫富、胖瘦、遗传、种族、地区等因素的影响，因此，我国前列腺增生的发病情况基本与各国报告的情况相似，均随着年龄增长，发病率上升。

四、前列腺增生与年龄及睾丸相关

关于前列腺增生的病因，国内外学者已有较多研究，涉及上皮细胞、基质细胞、生长、凋亡、性激素调控、干细胞等诸多因素，有共识也有争论。但其中有两个必备条件：① 中老年人；② 具备有功能的睾丸。两者是公认的不可缺少的条件，而这两个条件是人类的正常发展和生存状况下在正常人

群中无法改变的。因此，前列腺增生的预防目前仍是个难题。

五、前列腺增生有些需要外科干预

随着科技发展，已有少数药物可延缓前列腺体积增大的进程，甚至部分逆转，使前列腺体积有所缩小（缩小不超过 30%）。但药物治疗仍有一些问题难以解决，如需终身服药而致总花费较多，有些不良反应也无法完全避免，且即使是终身规律用药，仍有相当比例的患者需要外科干预才能解决尿路梗阻问题。

六、前列腺增生手术在基层难普及

虽然手术治疗的效果肯定，特别是随着科技发展及微创技术的推广，更多患者可承受手术过程，但目前的手术治疗方法仍存在技术复杂，需要有经验的专科医师完成的缺点，且手术设备昂贵，使之更难以在基层医院推广，致使很多患者得不到及时有效的治疗。

七、现有前列腺增生治疗局限在包膜内

由于现有治疗，不论是药物治疗还是手术治疗，都集中在前列腺包膜内，因而难度增加了，治疗后的症状复发也难以避免。国际上曾有通过切开前列腺包膜治疗者，但因切开范围有限，应用受到限制，未能推广。

第二节　经尿道柱状水囊前列腺扩开术
启动转化医学工程

一、BPH 球囊扩张史

20 世纪 80 年代，美国学者 Castanede 首先报道的球囊扩张术和 1989 年济南科技开发公司推出的金属管耐压气囊前列腺扩张器，是应用一个 25 mm 的耐压囊定位后扩开腺部和颈口，采用尿道黏膜局麻即可完成施术。当时电切术在我国才刚起步，比起出血还没有得到很好解决的开放性手术，本法是真真正正的简便。可惜的是，其适应证太少，仅适用于前列腺 I 度增生及 II 度

增生早期患者。扩张限定直径不能超过 25 mm，长度不能超过 4 cm。在国内外曾开展经尿道球囊扩张治疗前列腺增生（图 6-1），方法简单，比较安全，近期效果尚好，曾风行一时，但正如第 8 版《坎贝尔－沃尔什泌尿外科学》中所说"由于其远期效果不佳，争论较多"而被弃用。

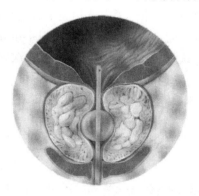

图 6-1　经尿道球囊扩张

二、姜汉胜医师的探索路

我国山东省平度市人民医院姜汉胜医师鉴于所在地区患者的需求，一直坚持该领域的探索工作，坚持十多年。他与导管制造厂技术人员合作，不断改进导管结构，如高压水囊的形状、大小、粗细、数目等，使之取得较好疗效，长期疗效达 80% 以上。但由于基层医疗条件及个人知识水平的限制，对取得效果的机制只是推测或臆想，无法进行科学阐释，而且操作程序也不断被更改，令人费解，术后尿失禁也屡有发生，无法完全预防，因此长期得不到同行的认同。国家卫生和计划生育委员会（原卫生部）曾把此项目列为第二批"十年百项技术"在全国推广，给予支持，但也难以真正得到推广。这时他意识到转化医学或许是能帮助基层医师解决广大患者的疾苦、推行新术式的最佳选择。因为转化医学告诉我们，在工作中当推行新技术、新方法遇到困难，自己无法解决的时候，可以与高等院校研究机构合作，通过进一步深入研究解决存在的问题，并提升医学理论的认识高度，使之惠及更多的患者。于是，他主动找到郭应禄院士，与其就遇到的实际问题进行交谈，强烈希望通过进一步研究将问题给予解决、将技术进一步提高，再用于患者。他的想法得到郭应禄院士的首肯，双方达成合作研究意向。

三、郭应禄院士协同创新研究

北京大学泌尿外科研究所接受申请后，本着协同创新的精神立即组织北京大学第一医院泌尿外科、朝阳医院泌尿外科和北京军区总医院泌尿外科等相关专家共同组成研究团队，并与国内外相关学者进行讨论，做了如下工作：① 听取姜汉胜医生的工作汇报；② 组织专家到平度市人民医院参观手术，随访术后患者；③ 经过认真讨论，认为此项技术有深入研究的价值，遂向中国医药卫生事业发展基金会申请并获得支持、资助，最终该项目得以立项研究。

第三节　经尿道柱状水囊前列腺扩开术的研究进程

郭应禄院士主持邀请当时北京大学第一医院相关专家辛钟成教授、张志超教授、宋卫东副教授、袁亦铭副教授，北京军区总医院臧桐主任、张勇医师（当时为在职博士研究生），朝阳医院的邢念增教授、田龙副教授组成研究团队，并邀请姜汉胜主任和厂家代表荆学军工程师参与研究工作。

一、导管定型

在原有临床经历中，导管水囊曾有椭圆形、楔形、葫芦形，并有双腔、三腔等多种规格、型号。从治疗原理、效果和便于操作几个方面考虑，选定柱状水囊导管作为本技术治疗前列腺增生的专用导管（图 6-2）。这是因为：① 柱形水囊只要长度超过后尿道全长就可扩及包括前列腺尖部、体部、底部及膀胱颈口处。只要水囊直径大于一定的直径并有足够压力（3 个大气压）即可通过前列腺双侧叶腺体向前、向外施压，这种高压张力就可从开口处将包膜前半面完全扩裂开。② 柱状水囊还可扩开前列腺尿道全长，以合力方式扩裂包膜，同时使两侧叶腺体张开。③ 只要选管合适，扩开后在侧叶边缘间造成空隙，邻近组织即可进入空隙形成组织垫，从而在导管拔出后阻止侧叶腺体闭合，保持尿路长期通畅。④ 水囊外形定为柱状，在 A 囊内的远端设第二个水囊（B 囊）。其扩张后的直径与 A 囊相同，但长度短，治疗时先充起 B 囊则可明显减小导管向膀胱内滑动的力，便于固定。而如果只是一个水囊，注水时膀胱内部无压力，该部位水囊必先涨起来，导管便会强力向内移动，先充 B 囊则可减小内移的力，利于导管固定。这说明两个水囊直径基本一致、长短有别、充水先后有序。⑤ 在水囊远侧端外的导管周边设较硬的橡胶环突起称为膜尿道标志环，为水囊定位时肛门指诊可触及的标志物。⑥ 另在水囊顶端前导管设有排尿孔及灌洗液进入的管道开口通向导管末端。⑦ 备有小型测压表，单位是大气压，可显示水囊内压力。导管定型后又经过动物实验及临床试用，证明设计合理、适用。

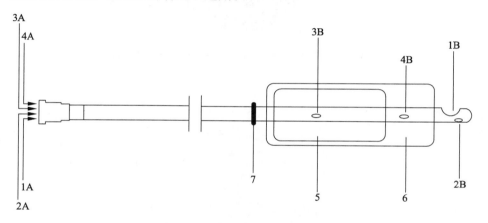

1A—导管腔外口；2A—冲洗腔外口；3A—B 囊导管外口；4A—A 囊导管外口；

1B—导尿腔内口；2B—冲洗腔内口；3B—B 囊导管内口；4B—A 囊导管内口；

5—B 囊；6—A 囊；7—膜尿道标志环

图 6-2　柱状水囊导管示意图（A 囊全长 8～12 cm，A 囊直径 2.8～3.8 cm）

二、前列腺包膜裂开机制

水囊在前列腺尿道段是圆柱状张力，为什么向前而不是任意裂开呢？有两个原因：① 从后尿道横切面看，自然腔隙呈近似倒"T"形，后面是中叶，其前方是两侧叶腺体间隙（图 6-3），因此水囊膨胀时必然向容易张开的方向移动，而两侧叶腺体间是自然间隙，压力小，故容易向前方张开（图 6-4）。② 前列腺包膜在耻骨后即前面是前列腺包膜的前联合，该处结构薄弱，容易裂开。其前半部分完全裂开，而两侧叶腺体随之向前张开，此时包膜完全裂开，解除了腺体的向心压力及强力的束缚，从而达到降低尿道的压力之目的，排尿故变得通畅。

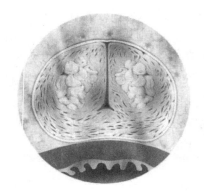

图6-3　前列腺中部横切面，尿道腔隙呈倒"T"形

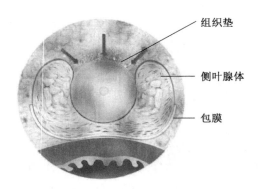

图6-4　水囊扩张后前列腺横切面示意图

三、组织垫形成

当两侧叶腺体向前张开后，它的边缘超出膨胀的水囊上缘，形成一个向前的缺口腔隙，按照机体生长原则，邻近组织如脂肪、结缔组织、血管及一些渗血等伸向腔隙之中，很快形成组织垫（图6-5）。另外，在两侧叶腺体猛然向外张开的瞬间，局部会呈现一个负压状态，此时会吸附裂隙外的组织向腔隙内移动，加快组织垫的形成。待拔除水囊后，这个组织垫就可以阻止侧叶腺体闭合，保持尿路长期通畅。

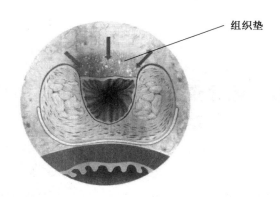

组织垫

图 6-5　拔除尿管后组织垫可以阻止侧叶腺体闭合，保持尿路长期通畅

众多科学工作者经过反复思考、学习、实践，最后确定柱状水囊为本术式的理想治疗工具。把导管通过尿道放入膀胱，通过定位、注水、3 个大气压扩张，立刻使前列腺包膜完全裂开，两侧叶腺体张开，达到治疗目的。侧叶腺体张开后，侧叶腺体边缘间隙内会瞬间产生负压，吸引裂隙外组织快速进入，形成组织垫。本技术解决排尿困难的作用，其效果不亚于现有的其他外科干预手段，令人欣慰。这是一项真正自主研发的令人振奋的科学创新，是精准医学的典范，为广大中老年男性患者带来了福音。

四、导管型号简化

研究考察中发现，多年来临床应用的备选导管的规格多达几十种，这虽然说明先行者的探索精神和付出的辛苦劳动，但在工作中会出现选择困难、花费多、难于推广的问题。随着实践经验的积累，团队通过改善术式和改进导管功能等手段，力求逐步达到避繁就简的要求，最后筛选出最合理的 5 个规格的导管型号，取得了良好的效果。今后更重要的是，要在导管质量上下功夫，不断提高质量，简化注水流程，使之更易操作。我们不但要在国内推广，还要走出国门，为世界医学做出贡献。导管已获一项国家发明专利，并经北京市食品药品监督管理局批准获得建厂生产的许可。

第四节　经尿道柱状水囊前列腺扩开术的动物实验研究

一、研究目的

通过动物实验，研究经尿道柱状水囊前列腺扩开术，对尿流动力学和神经肌肉电生理，以及对前列腺、膀胱颈和膜部尿道的组织病理学形态的影响，以评价经尿道柱状水囊前列腺扩开术的有效性及安全性，并探索治疗机制。

二、研究方法

老年雄性犬 9 只，齿龄超过 8 岁，由北京大学医学部动物中心提供。采用戊巴比妥钠静脉麻醉，下腹正中切口，在腹膜外间隙及耻骨联合上方暴露膀胱、前列腺、尿道。行膀胱灌注，采用 BIOPAC-150 多导生理记录仪测定膀胱漏尿点压力；同心圆针状电极刺入前列腺尖部以下的尿道括约肌，利用神经电生理仪记录括约肌神经肌电表现。

根据尿道直径选择合适的柱状水囊导管，经膀胱插管逆行进入尿道，在 3 个大气压的压力下对前列腺、膀胱颈及膜部尿道进行扩开。扩开后记录膀胱漏尿点压力和尿道括约肌神经肌电变化；扩开术 1 周后，再次记录膀胱漏尿点压力和尿道括约肌肌电变化并行膀胱镜检查观察尿道变化；处死动物后留取膀胱颈、前列腺、膜部尿道标本，测定前列腺部尿道直径，留取标本甲醛固定，石蜡包埋，切片后用 HE 染色，进行常规病理学检查、分析，Masson 三色染色测定前列腺中平滑肌、神经、胶原比例，利用神经纤维染色观察交感和副交感神经纤维比例的变化。

三、研究结论

通过动物实验研究发现：① 柱状水囊前列腺扩开术中后尿道直径明显增加，同时可见到前列腺腺体张开。② 术后 7 天，通过膀胱镜检查，可见前列腺部尿道直径增加；尿流动力学和肌电图检查显示，膀胱逼尿肌及尿道括约肌功能神经肌电正常，进行扩开术术后 7 天漏尿点压力没有显著降低，提示膜部尿道外括约肌功能未受到显著损伤。③组织病理学研究发现，柱状水囊前列腺扩开术对前列腺的腺体内的间质和平滑肌造成部分损伤。因此，尿路通畅，主要是靠前列腺腺体张开而非组织坏死。④ 前列腺包膜明显薄弱，是犬前列腺的特征。

动物实验进一步说明，尽管柱状水囊前列腺扩开术在人体的效果主要由包膜完全裂开、解除对前列腺的束缚产生，但是犬无强韧的包膜，其主要是由前列腺腺体张开使尿道增粗，起到改善尿路通畅的作用，这也是该术式的另一主要作用机制。此外，部分组织嵌入腺体边缘有防止腺体闭合的作用，进一步加强了本术式的长期有效性。

经尿道前列腺扩开术是我国自行研究创立的治疗前列腺增生的一个安全、有效、简单、经济的方法，应予推广。

第五节　经尿道柱状水囊前列腺扩开术的临床观察

导管定型后，根据国家食品药品监督管理局规定，需做 60 例病例临床使用观察，为期 3 个月。此项工作由北京大学第一医院及北京朝阳医院各完成 30 例。患者年龄 50 ~ 85 岁，平均年龄 70.3 岁，59 例均确诊为前列腺增生，1 例膀胱颈挛缩，前列腺特异抗原（PSA）均 < 4 ng/mL。其中，急性尿潴留 17 例，严重排尿困难 43 例，均无外科手术禁忌证。对以上患者均行经尿道柱状水囊前列腺扩开术，手术顺利完成，手术完成时间 6 ~ 8 min，术中无出血。术后 4 例有出血，发生在术后 1 ~ 4 h，1 例输血 200 mL，经重新增加水囊压力至 1 个大气压及膀胱冲洗后逐渐止血。术后留置尿管 5 ~ 6 天，拔管排尿。4 例拔管后不能排尿，继续留置尿管，其中 3 例半个月后拔管即可顺利排尿，均为尿潴留患者。1 例伴有长期糖尿病的患者排尿不满意，继续引流。60 例均未发生尿道狭窄，水囊未发生破裂，无严重尿路感染。

结论：本导管经 60 例临床使用观察，质量合格，达到设计目标，国家食品药品监督管理局批准建厂生产。

通过比较和回顾 60 例病例的临床治疗过程，对本手术的标准操作程序做了明确规定：

① 插管前必须做两件事：一是向膀胱灌注 300～400 mL 生理盐水；二是用 $F_{24～26}$ 金属尿道探条扩张一次尿道，以保证治疗导管的插入更加顺利。

② 先灌注 B 囊，使水囊内压力达到 3 个大气压，使此部位的包膜裂开，以减小导管自动内移的力，便于导管固定。

第六节 经尿道柱状水囊前列腺扩开术的创新点

一、前列腺包膜裂开

选用柱状水囊的目的是使充水后可同时对前列腺尿道全长和膀胱颈进行高压扩张，达到包膜向前完全裂开、两侧叶腺体向前张开的目的。此即本术式与传统手术采用在前列腺包膜内治疗的方法的根本区别，是技术创新的核心部分，是对传统治疗的突破，也是扩开术的创新点。本术式可解除包膜对腺体的束缚，仅此一点即可大大降低对尿道的压力。水囊扩张时，前列腺尿道全长高压扩张，两侧叶腺体夹在水囊与包膜间更增大了对包膜的张力。解剖特点使得水囊向前及向外扩张会加速包膜向前完全裂开，两侧叶腺体也向前张开。

二、组织垫形成

两侧叶腺体张开后，其前缘高于水囊的边缘（因此水囊直径并不是越大越好），就在侧叶腺体与水囊前缘间形成腔隙，在扩张瞬间此腔隙产生负压，加速周围组织伸入、填充形成组织垫，镶嵌于侧叶腺体间。拔出导管后，组织垫可起到阻挡侧叶腺体闭合的作用，使这段尿路长期通畅。术后侧叶腺体会略向中间回缩，前方因有组织垫拦阻，故尿道呈楔形而非圆形。

三、无热损伤

前列腺手术不论采用电切还是激光，都会存在前列腺创面热损伤。经尿道前列腺电切术的热损伤在 5 mm 左右，因此很有可能热损伤前列腺包膜及外面的神经、血管，引起相关并发症。而激光手术的热损伤一般也在 0.2～0.5 mm，虽然热损伤很浅，但不能保证不出现热损伤。另外，前列腺创面热损伤也会直接影响创面上皮的修复与愈合。而柱状水囊前列腺扩开术，由于保留了原器官，又没有电刀、激光等高温影响，故术后创面修复快，且很少发生性功能障碍。

第七节　经尿道柱状水囊前列腺扩开术的成果

通过导管定型、动物实验及临床应用，得出结论：经尿道柱状水囊前列腺扩开术是我国创立的安全、有效、简单、实用的治疗前列腺增生的好方法，获得"中国医药卫生事业发展基金会优秀成果奖"。

第七章

经尿道柱状水囊前列腺扩开术 110 问

第一节　基本理念

1 什么是经尿道柱状水囊前列腺扩开术？

经尿道柱状水囊前列腺扩开术（Transurethral Columnar Balloon Dilation of Prostate，TUCBDP）是以北京大学泌尿外科研究所郭应禄院士为首的多位医学专家，经过多年临床研究所完成的用于治疗良性前列腺增生（BPH）的一种创新术式。

经尿道柱状水囊前列腺扩开术（以下简称前列腺扩开术）这一微创术式在金属扩张器治疗前列腺增生及气囊扩张治疗前列腺增生的基础上，经过历代泌尿外科医生不断实践、探索、改进、创新，技术逐渐成熟，理论逐渐完善，操作逐渐规范，最终得以在临床中推广与应用。1910 年 Holling Sworth 介绍一种较开放性前列腺手术更安全的前列腺扩裂疗法，就是在耻骨上膀胱前壁做小切口，术者的示指由此进入膀胱颈口，在前列腺尿道做手指扩裂，使前后联合分离，以解除后尿道梗阻。1938 年 Otto Franck 报道用指裂术治疗前列腺增生并取得满意疗效。1956 年 Wenner Deisting 与 Otto Franck 合作研制金属扩张器，这是一种近似直角的器械，前端有两叶可平行滑动并能分开的金属片，利用两叶分开的张力，将前列腺撑开，使前列腺尿道裂开增宽来解除梗阻症状。Deisting 报道 324 例近期疗效达 95%，扩张后 3，5，8 年，症状缓解率分别为 83%，74%，48%。而后 Deisting 法于 20 世纪五六十年代在欧洲被广泛使用。Deisting 扩裂技术的最重要的意义在于证明了前列腺是可以扩裂的，但主要的并发症是出血比较严重，远期效果不佳，且因金属扩裂器械扩裂操作较粗暴，损伤也较重，渐渐被弃用。

随着直视窥境与介入放射学的迅速发展，气囊扩张术被用于心血管、消化道、胆道狭窄等治疗并获得成功之后，泌尿科医生亦开始了实验和临床研究，力图将气囊扩张术应用于尿道、前列腺的扩张治疗。1987 年 Castaneda 首先采用长 4 cm、粗 2.5 cm 的气囊导管置入前列腺尿道段，将气囊充盈到 3 个大气压，操作在 X 线透视下完成，最初治疗 5 例 BPH，结果显示 4 例效果满意。在此基础上，国内济南科技开发公司引进国外先进技术，并进行改良，于 1988 年推出了金属管隐蔽式耐压气囊前列腺扩张器，简化了导丝引导插入扩张导管的程序。由于手术操作简单，当时在国内以开放性前列腺手术为主流的环境下，这一技术风行一时。但由于远期效果较差，此技术也渐渐被弃用。1990 年，我国山东省平度市人民医院姜汉胜医师一直坚持该技术的探索，不断改进气囊导管的形状、粗细、数目，希望能提高疗效。他先后研制出了三腔高压气囊及四腔高压气囊前列腺扩裂导管，并应用于临床，1993 年导管通过了山西省医药管理局组织的鉴定，正式投产并临床推广，而后被原卫生部列为第二批"十年百项"适宜技术在全国推广。但此技术在推广过程中，遇到了一个又一个难题，比如出血、尿失禁等，导致此技术的推广之路困难重重。在此情况下，姜汉胜医师主动联系北京大学泌尿外科研究所。在郭应禄院士的大力支持下，此技术在中国医药卫生事业发展基金会的资助下，前列腺扩开术进一步得到立项研究。经过数次改进、定型、动物实验研究、临床观察等过程，最后得出结论：经尿道柱状水囊前列腺扩开术是我国创立的安全、有效、简单、实用的治疗前列腺增生的好方法。选用柱状水囊的目的是充水后可同时对前列腺尖部、体部、底部和膀胱颈进行先后高压扩张，最后达到包膜向前完全裂开、两侧叶腺体向前同时向两侧张开，以达到降低尿道压，以及膀胱出口阻力之目的。

2 前列腺扩开术的创新点是什么？

人的前列腺有完整的包膜，随着年龄的增长，前列腺增生组织由尿道腺体部位向周边生长，把前列腺挤向原有包膜，逐渐形成所谓"外科包膜"，增加了原有包膜的厚度。因此，前列腺包膜不是随年龄增长变得薄弱，而是变得更加强韧，使增长的前列腺体被牢牢地禁锢在包膜内，致使腺体的增生部分在尿道周围形成压力，直接影响到前列腺尿道段的通畅。而 TUCBDP 的创新点就是将前列腺包膜扩开，从而解除包膜对前列腺体的束缚，从而大大减小包膜内增生腺体对尿道的压力，使前列腺段尿道压显著降低、膀胱出口梗阻得以解除、后尿道的弹性得到显著改善与恢复，从而使尿道通畅。

TUCBDP 改变了近百年来包膜内治疗 BPH 的理念，既保留了腺体，又解决了排尿梗阻，同时对性功能影响较小。而开放性经膀胱前列腺切除术、电切术、汽化术、各种激光治疗等手术均在前列腺包膜内进行。

3 前列腺扩开术与传统前列腺气囊扩张术有何不同？

传统气囊前列腺扩张导管的气囊注水后外形如球形，水囊为单囊，前后长小于 4 cm，直径 2.5 cm，扩开范围较小。而 TUCBDP 所用导管的气囊如柱状，水囊为双囊，其外囊直径 2.8～3.8 cm，前后长 9～11.5 cm，扩开范围较大、较彻底充分（图 7-1 和 7-2）。柱状水囊的内囊既为扩开前列腺尖部而设计，又为外囊扩开前列腺底部预设支点（杠杆原理）；内外水囊既各负其责，又相互协同扩开前列腺包膜，缺一不可。切记：扩开操作必须先向内囊注水，再向注外囊注水，顺序不能颠倒。

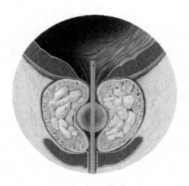

图 7-1　经尿道前列腺气囊扩张术示意图

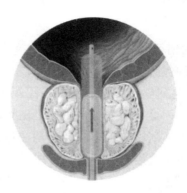

图 7-2　经尿道柱状水囊前列腺扩开术示意图

4 前列腺扩开术的扩开部位在哪里？

当柱状水囊注水压力达到 3 个大气压后，水囊对周围的压力是均等的，因此前列腺的扩开部位多位于叶与叶之间的薄弱处，由于前列腺前叶相对于侧叶与中叶薄弱，因而在自然状态下扩开前列腺，于 12 点位置扩开所占的比例较高，在 5 点、7 点或 6 点位置扩开也时常可以见到。因此，TUCBDP 扩开的部位要看前列腺增生的形态及前列腺增生组织的结构、增生是否对称、后尿道弯曲程度、后唇有否抬高、叶间沟深度等。为了确保在 12 点位置扩开，现多常规在前列腺尿道 12 点处预切一沟，深近包膜，这样在前列腺扩开时更有助于 12 点方位裂开。

5 前列腺扩开术如何具体操作？

TUCBDP 的具体操作方法有以下两种：一种是盲扩法，一种是电切镜辅助扩开法。由于前列腺盲扩法不利于精准扩开及减少术后出血，因而目前多采用电切镜辅助扩开法，现将其操作的八个基本步骤介绍如下：

（1）术前电切镜检查　如电切镜插入尿道困难，先用 26F 尿道探子扩张后再行电切镜检查，拔镜前向膀胱充盈 400 mL 左右生理盐水，并做扩裂前压腹排尿试验。

（2）插入前列腺扩开导管　在导管外涂润滑剂后经尿道插入膀胱，使导管外囊全部进入膀胱内，并见尿液由导管外口溢出。

（3）定位扩裂导管　术者左手扶持导管体，右手示指行直肠指诊，在前列腺尖部触到水囊尾端的定位突后，将导管向外拉 1 ~ 1.5 cm（大部分会感到定位突跨过外括约肌时的落空感），暂固定导管不动。

（4）内囊注水　① 内囊二次牵拉定位：助手连接压力泵到内囊注水接头，然后根据扩裂导管的型号向内囊注入相应毫升数的生理盐水，此时术者左手应轻轻向外牵拉扩裂导管，目的是让内囊的初始囊型尽量靠近外括约肌，但注意不要用力过大，防止内囊跨过外括约肌或拉到尿道球部。术者应该在前列腺尖部摸到初始囊型。② 助手根据所选扩裂导管型号，继续向内囊注入相应毫升数的生理盐水，关闭内囊注水接头。

（5）外囊注水　助手把压力泵接入外囊充压接头并向外囊注水。向外囊注水时注意一定要牵住扩裂导管，防止扩裂导管过快向膀胱滑入。整个外囊注水过程一定要始终向外牵拉扩裂导管，而且一定要保证在前列腺尖部一直摸到囊尾隆起。当外囊压力上升到 3 个大气压时，外囊囊尾轻微离开外括约肌（0.8～1 cm）。当外囊压力稳定在 3 个大气压后，维持压力 3～5 min。

（6）内外囊放水　将内、外囊的水全部放掉，拔出扩裂导管，与扩开前对比压腹排尿情况。

（7）扩开术后电切镜检查　再次插入电切镜观察前列腺扩开情况与裂开面有无出血。如有出血，可用电凝止血。如扩开效果不理想，可重新操作步骤(2)～(6)。拔电切镜前用冲洗球将膀胱内血块或血条冲洗干净，防止术后堵管。

（8）置入三腔导管　插入 $F_{20～22}$ 硅胶三腔气囊导管，水囊注水 40～60 mL，持续冲洗膀胱，轻拉尿管后在尿道外口处系扎纱布条，手术结束。术后根据不同情况可在 5～12 天后拔除尿管。

6 前列腺扩开术治疗 BPH 的机制是什么？

关于 TUCBDP 治疗 BPH 的机制，有以下三种学说：

（1）前列腺包膜扩开学说　人的前列腺由于有包膜包绕束缚，随着前列腺组织的不断增生，体积不断增大，前列腺向包膜外无法施放压力，此时前列腺尿道必然被挤压，且越来越严重，排尿困难也由轻变重，最后发展到充盈性尿失禁、尿潴留。而 TUCBDP 是通过不断加压水囊，在尿道前列腺段向外围持续施压，靠力学原理将前列腺及包膜在薄弱处撕裂开，随着水囊容积加大并将裂开处前列腺向两侧推移，形成比较宽大的裂开间隙，前列腺增生组织对尿道的挤压力迅速释放，尿道压即刻降低，从而达到降低膀胱出口梗阻之效果，排尿得以恢复畅通。而前列腺增生的传统经膀胱前列腺摘除术、TURP、绿激光汽化术、各种剜除等均在前列腺包膜内治疗，即所谓的减容手术。

（2）裂开处组织垫形成学说　当前列腺在前联合处裂开后，包膜外脂肪、结缔组织、血管及一些渗血等伸向被裂开的间隙之中，很快形成组织垫，并渐渐上皮化修复形成扩大的尿道壁，从而保持尿路长期通畅。

（3）后尿道弹性学说　正常情况下，男性排尿期前列腺尿道是弹开的，而膀胱储尿期在括约肌的作用下，前列腺尿道是闭合的。由于前列腺组织不断增生，后尿道腔隙被挤压变窄、变细，后尿道的弹开顺应性变小，发生膀胱出口梗阻，特别是小体积前列腺增生，前列腺组织的坚韧度更高，排尿时后尿道形变范围小，对尿道的压迫作用更明显。当将腺体组织及包膜扩开后，后尿道的形变范围加大，后尿道可扩张范围变大，后尿道压显著降低，从而解除了膀胱出口梗阻，恢复正常排尿。

7 前列腺扩开术与前列腺切开术有何不同？

前列腺切开术分为两种，一是传统的，即开放性前列腺联合部切开术；二是经尿道前列腺切开术。前列腺联合部切开术是由英国泌尿外科医生 Shafik 首先于 1985 年应用于临床，通过临床实践，效果满意，替代了部分前列腺切除术。手术方法是通过耻骨后显露出膀胱颈及前列腺被膜；分离耻骨后间隙，充分显露前列腺被膜及耻骨前列腺韧带；自膀胱颈部纵向切开膀胱壁，达前列腺联合部正中，长约 3 cm，切开肌层，保留黏膜，显示出膀胱颈部黏膜层；在膀胱颈切开处用弯钳向下在尿道黏膜与前列腺联合部之间进行分离，达前列腺耻骨韧带处；在其正中切开前列腺联合部（勿切开尿道黏膜）；切开后可见尿道黏膜及膀胱颈部黏膜明显膨出，切开处两侧缘用 2 - 0 可吸收线缝扎止血；尿道内放入 Foley 尿管，耻骨后放胶管引流，关闭切口。

耻骨后前列腺联合部切开术又称尿道减压术，通过切开增生的前列腺联合部，解除因前列腺增生压迫尿道引起的尿道狭窄，从而使排尿困难得以缓解。该手术的优点为不切开膀胱，不切除前列腺腺体，不损伤尿道黏膜，保留尿道完整性及前列腺的功能，同时也减少术中、术后的出血，避免膀胱冲洗。该手术方法简单、安全、易掌握、组织损伤小、出血少、不需要膀胱造瘘和术后冲洗、恢复快、并发症少，很受欢迎。但该术式是开放性手术，如今做得越来越少了。

对于较小的前列腺增生，特别是合并膀胱颈口挛缩、纤维化的患者，前列腺体积虽然不太大，但有时膀胱出口梗阻程度却非常严重，主要原因是局部尿道弹性显著降低，不能适应排尿期所应有的扩张程度，为此有学者推出了经尿道局部切开术：先在 6 点方位电切抬高膀胱颈后唇，再用针状电极在前列腺狭窄处或挛缩的颈口处，分别在 5 点、7 点、12 点方位从颈口至精阜上缘完全切开至脂肪层，从而达到松弛尿道、降低尿道压、解除后尿道梗阻之目的。切开术虽然多处切开，但切开处两侧前列腺或瘢痕结缔组织并未较明显地分离开，加上局部切开热损伤，导致术后会再次发生挛缩狭窄。而前列腺扩开术将局部前列腺狭窄环或瘢痕挛缩环撕裂开后，裂开处的组织分别位移并向两侧倾倒，扩开后的尿道腔比较宽大、充分，由于扩开术无热损伤，术后再次挛缩狭窄的概率显著低于针状电极切开术。

第二节　临床实践

8 前列腺扩开术的适应证有哪些？

前列腺扩开术的适应证与开放性手术大致相同，但需遵循以下原则：

① 前列腺增生引起 LUTS：前列腺增生引起尿频、尿等待、尿线细、尿中断、尿潴留等排尿困难症状，膀胱残余尿增多或出现一次以上尿潴留。

② 后尿道梗阻症状明显：尿流率检查异常，最大尿流率 <10 mL/s。

③ 后尿道梗阻致上尿路积水和肾功能损害。

④ 后尿道梗阻引起反复尿路感染、血尿，继发膀胱结石、膀胱大憩室、腹股沟疝、脱肛等。

⑤ 前列腺体积最好小于 120 mL，不推荐选择太大的前列腺做扩开术。

⑥ 前列腺电切术、剜除术或各种激光治疗术后复发者或颈口挛缩者：条件必须是前尿道无狭窄。

⑦ 慢性无菌性前列腺炎合并后尿道梗阻者。

⑧ 无手术禁忌证，综合评估能耐受此手术，其中包括所选麻醉。

9 前列腺扩开术的禁忌证有哪些？

前列腺扩开术属于择期手术，禁忌证多数是相对的，经过术前充分而有效的准备，患者经评估后在合适的状态下，同样可以做扩开术。原则上有下列情况者暂不宜做扩开术：

① 前列腺增生合并以下全身性疾病者：严重高血压、主动脉夹层、心肌梗死急性期、严重心律失常、未能控制的心力衰竭、近期发生脑血管意外、严重支气管哮喘、肺气肿合并肺部感染、肺功能较差、严重肝肾功能异常、全身出血性疾病、严重贫血、严重糖尿病、严重精神障碍不能配合手术、近期做过心脏支架或搭桥手术、近期发生过各种血管栓塞性疾病、近期发生过某脏器或多脏器感染、严重过敏体质者等。

② 合并急性泌尿生殖系感染未能控制者。

③ 严重尿道狭窄或尿道生理性较细，24F 尿道探子不能通过者。

④ 巨大前列腺，前列腺增生突入膀胱较多者，且合并出血或上尿路梗阻者。

⑤ 合并严重的间质性膀胱炎、腺性膀胱炎、放射性膀胱炎、膀胱结核者。

⑥ 合并体积较大、多发或浸润性生长的膀胱癌者。

⑦ 膀胱容量 < 150 mL 者。

⑧ 合并膀胱巨大憩室或多发憩室者（不能同时处理者）。

⑨ 合并膀胱巨大结石或多发结石者（不能同时处理者）。

⑩ 合并神经源性膀胱，经评估膀胱功能较差者。

⑪ 前列腺癌患者。

⑫ 停用抗血小板制剂时间较短、血糖或血压未完全控制在合理范围者。

10 前列腺扩开术前患者应做哪些准备？

前列腺扩开术前的准备原则上与 TURP 大致相同。由于前列腺增生患者多为老年人，相当一部分患者术前往往伴有不同程度的高血压、心脑血管疾患、肺气肿或肺心病、糖尿病、肾功能不全等，术前如不充分了解病情，不进行充分准备，围手术期很容易出现并发症，增加手术风险，甚至发生意外。充分评估患者对麻醉与手术的耐受性，分析可能出现的并发症及术后能否顺利康复等。做好术前检查，包括各种常规检查、特殊检查，纠正各种全身异常情况，尽可能改善恢复患者对麻醉及手术的耐受程度。有尿路感染者，术前应给予抗生素治疗，从而降低术后因感染引起的尿道热等的发生率。手术前一日晚间与手术当日早晨各清洁灌肠一次，有利于术中导管定位操作、术后护理及顺利康复。

11 前列腺增生合并神经源性膀胱者是否适合做前列腺扩开术？

神经源性膀胱病因复杂，病情多变，尿潴留、膀胱输尿管反流、肾积水是其常见的并发症。膀胱内较长时间高压状态，20% 以上的患者发生膀胱输尿管反流，引起肾积水。其引起肾积水的原因是膀胱排尿功能障碍。不同病因导致不同类型的病理生理变化。神经源性排尿功能障碍患者恢复正常排尿十分困难，目前所有治疗仍然以达到"平衡膀胱"为目的，而平衡膀胱的基本概念是通过治疗调整，达到膀胱与尿道在功能上的一种新平衡，保持膀胱低压储尿并有较大的容量，不用尿管可排空膀胱，上尿路功能不受损害，无尿失禁。既然治疗目的是让膀胱与尿道在功能上重新恢复平衡，似乎神经源性膀胱也适合做扩开术，因为扩开术虽然能降低尿道压力，有利于解除尿潴留、膀胱输尿管反流，但临床中对于神经源性膀胱做前列腺扩开术还是慎之又慎。这是由于神经源性膀胱有多种类型，比如无抑制性神经源性膀胱、反射性神经源性膀胱、自主性神经源性膀胱、感觉麻痹性神经源性膀胱、运动麻痹性神经源性膀胱等，其尿流动力学表现不尽相同。如果做前列腺扩开术，术中很难选择扩裂大小合适的导管，加上前列腺增生所致膀胱出口阻力不尽相同，这两种可变因素决定了前列腺增生如果合并神经源性膀胱，扩开术前要格外小心，必须充分与患者家属沟通，以防不确定的疗效或并发症带来医疗纠纷困扰。另外，老年 BPH 与神经源性膀胱并存也十分常见，既存在前列腺增生所致的下尿路梗阻，又存在神经源性膀胱导致的膀胱功能异常，从而给排尿功能障碍的治疗带来复杂多变性，前列腺扩开术前更要做好综合评估，做到有所为而有所不为。

12 体积较大的前列腺增生患者能否做前列腺扩开术？

前列腺扩开术是通过扩容理念来解除前列腺包膜对前列腺的束缚，使增生的前列腺组织向包膜外释放容积压力，从而达到减轻或降低尿道压、恢复正常排尿之目的。但如果前列腺体积过大（ >100 mL），包膜外空间的容积相对较小，前列腺扩开术的扩容作用也会降低，从而影响扩开术的远期效果。同时前列腺体积越大，前列腺的血供越好，血供越好则前列腺的增生速度越快，扩开术后再次复发挤压尿道的概率也就越高，所以扩开术治疗体积较大的前列腺增生至少不占优势，宜少选或不选。

13 小体积前列腺增生患者行前列腺扩开术有哪些优势？

小体积前列腺系指前列腺体积 <30 mL，由于本身腺体较小，如果行电切术往往切不了多少前列腺组织，手术就结束了。但术后一是容易并发颈口挛缩，导致术后再次排尿困难；二是由于后尿道广泛热损伤，导致电切面上皮化修复困难，从而在瘢痕化的基础上，不但在排尿期后尿道不能有效弹开而出现排尿困难，而且在储尿期由于后尿道缺少黏膜组织，不能有效闭合而出现尿失禁，类似风湿性二尖瓣膜病，既有狭窄又有关闭不全。而小体积前列腺采用扩开术，一是由于前列腺体积较小，扩容空间较大，扩开效果较佳；二是扩开术采用机械能拓宽后尿道，无热损伤，裂开面上皮易于修复愈合，不易出现

颈口及后尿道挛缩狭窄；三是小体积前列腺相对大体积前列腺出血少；四是远期效果更好。

14 膀胱颈口挛缩患者能否做前列腺扩开术？

膀胱颈口挛缩是前列腺开放性手术及腔内手术常见的术后并发症之一，有研究显示，其在耻骨上经膀胱前列腺摘除术后的发生率为5.10%，而在TURP术后的发生率为21.57%。其确切病因虽然未完全明确，一般认为伴有慢性前列腺炎的患者及前列腺体积较小而伴有颈口部肥厚的患者，易并发颈口挛缩。另外，膀胱颈口部广泛电凝、汽化，电流强度过大，增加了膀胱颈热损伤的深度与广度，颈口发生挛缩的可能性较高。而扩开术可以通过逐渐膨大的柱状水囊将挛缩的颈口裂开，将纤维结缔组织样瘢痕环撕断，让颈口彻底松弛至最大程度，待裂开面修复愈合后，形成较宽大的颈口。膀胱颈挛缩选择扩开术的另外一个原因，就是膀胱颈挛缩患者治疗后有较高的复发倾向，经过一次矫正手术特别是电切挛缩环，有40%～45%的患者复发，而二次复发的膀胱颈挛缩患者中25%可能出现第三次、第四次，甚至第五次、第六次复发。因此局部热损伤应引起重视，颈口处电切、电凝时间过长，特别是小体积的前列腺，术后发生颈口挛缩的概率就会显著提高。如果是前列腺增生合并糖尿病，血管神经末梢病变，导致局部组织血循环障碍及愈合能力差，加上抵抗力低下，也易发生局部感染，从而更易诱发膀胱颈口挛缩。总之，膀胱颈口挛缩选择扩开术矫正治疗是明智之举。

15 合并尿道狭窄者能否做前列腺扩开术？

尿道狭窄分为生理性与病理性两种，生理性狭窄是指本身尿道生长发育较细或偏细，而病理性狭窄是继发于炎症、外伤、手术等。不论是生理性还是病理性狭窄，能否做前列腺扩开术，取决于尿道的狭窄程度。由于柱状水囊扩裂导管水囊段最粗处为24～25F，小于24F，特别是小于22F的尿道（用22F与24F尿道探子测试），原则上不建议选择前列腺扩开术，以避免插管损伤尿道黏膜所继发的广泛性尿道狭窄发生。

16 前列腺扩开术能否按日间手术模式管理？

日间手术最早来源于欧美发达国家，是指医疗机构选择一定适应证的患者，在1～2个工作日内完成住院、术前评估、手术、术后恢复的一个治疗过程。日间手术的开展，需要医疗机构配备更加细致的术前评估、更加先进的手术条件和手术设备，更专业的、经验丰富的手术医师和麻醉医师，以及更完善的术后随诊系统。目前，开展的日间手术多集中在风险可控、技术相对成熟的中小型择期手术，但由于目前前列腺扩开术在医院开展的时间有长有短，所做例数有多有少，手术医师对其操作的熟练程度不一，扩开术很难统一进入日间手术模式。特别对于刚刚开展扩开术的单位，不建议走日间手术流程，因为扩开术后膀胱痉挛、出血、堵管、尿路感染等随时可有发生，如不能及时处理，有可能出现风险。另外，由于前列腺扩开术已扩开至前列腺包膜外脂肪层，如尿管过早拔除，万一因尿道水肿、梗阻等导致排尿不畅，易导致尿外渗、出血等发生。

17 没有前列腺电切或激光手术设备，能否开展前列腺扩开术？

这个问题实际上是问能否做前列腺盲扩术，回答这个问题的前提必须要保证手术安全。如果刚刚开展扩开术，扩开术的经验不足，建议在电切镜观察、止血等辅助下做扩开术，目的是积累经验，了解扩裂效果，彻底止血，从而更有利于该手术顺利开展。对于开展例数较多，手术操作经验比较丰富的医师，可选择性开展前列腺盲扩术。前列腺盲扩术建议选择一般状况好，年龄低于 75 岁，前列腺体积小于 60 mL，无出血倾向，无其他手术禁忌证者。术后一定要注意保持冲洗通畅，预防创面继发性出血，预防膀胱痉挛与下尿路感染，确保患者顺利康复。

18 前列腺增生合并膀胱结石者能否做前列腺扩开术？

对于合并膀胱结石者，要根据结石大小与多少，选择开放性、碎石钳、气压弹道、激光、超声等方式先行膀胱碎石，再分期或同期行前列腺扩开术。由于合并膀胱结石，患者术后易出血，易出现膀胱痉挛，也易并发下尿路感染，因而术后护理一定要到位。术后拔除尿管后也易发生尿频、尿急、急迫性尿失禁，要提前与患者及其家属做好充分沟通。

19 对小体积前列腺增生患者行前列腺扩开术应注意什么？

对小体积前列腺增生患者行扩开术应注意以下几点：一是确定是否存在膀胱出口梗阻。对于小体积前列腺存在器质性梗阻者，大多是由于长期慢性炎性刺激等引起膀胱颈纤维组织增生，使膀胱颈肥厚抬高或颈口挛缩变小。

膀胱镜或电切镜检查是诊断器质性梗阻的可靠方法，膀胱壁出现小梁、憩室，膀胱颈或堤坝或环形狭窄，即可确定存在出口梗阻。二是确定是否需要做扩开术。对于已确诊为膀胱出口梗阻的小体积前列腺增生，多数医师主张正规服用保列治及坦洛新 1 个月，如排尿症状改善明显，暂不考虑手术，如若排尿梗阻症状无明显改善，建议行扩开术治疗。三是扩开术操作应注意哪些事项。小体积前列腺由于膀胱颈口大多僵硬、肥厚，为确保在 12 点方位裂开，建议扩开前先在 12 点位置从前唇向前列腺体段预切深至包膜，长度占内 2/3 上下径，颈口扩开后，多数抬高的后唇明显压低，颈口变得更为宽大。另外，小体积前列腺由于上下径比较短，定位操作时特别是外囊注水时极易发生膀胱内滑，造成前列腺扩开不充分，因此千万要重视小体积前列腺扩开术的技术操作。

20 合并糖尿病的前列腺增生患者能否做前列腺扩开术？

近年来，糖尿病患病率越来越高，逐渐引起人们的重视。而糖尿病的并发症之一糖尿病性膀胱功能障碍也成为关注的焦点。糖尿病性膀胱功能障碍具有以下 3 个典型特点：膀胱敏感性降低、膀胱容量增加、逼尿肌收缩力损害。另外，糖尿病患者膀胱过度活动症（OAB）的患病率明显高于非糖尿病患者。糖尿病是老年性疾病之一，据统计有 5%～10% 的老年外科手术患者合并有糖尿病，由于糖尿病易并发高血压、冠心病、肾病、神经系统损害、感染等重要脏器疾病，手术风险极大。

依据尿流动力学诊断标准，43%～87% 的糖尿病患者有糖尿病性膀胱功能障碍，若与前列腺增生伴发，其发生尿潴留的概率更大，其原因一方面是膀胱出口存在机械性梗阻，另一方面是糖尿病所致的膀胱末梢神经病变引起的逼尿肌无力。逼尿肌失代偿后，即使手术解除梗阻，术后也不能迅速恢复正常排尿。

因此，对于合并糖尿病的前列腺增生做扩开术要慎之又慎，术前应行尿流动力学检查，了解逼尿肌的收缩力情况，还应了解是否存在梗阻及梗阻程度。术前应把血糖调整至正常或接近正常范围，向患者及其家属充分沟通解释，告知其前列腺增生所致的机械性梗阻解除后，逼尿肌功能的恢复需要较长时间，有可能需要行耻骨上膀胱造瘘，让患者有充分的思想准备。另外，扩开术后做好预防感染、静脉血栓也非常必要。

21 前列腺增生中年患者是否更适合做前列腺扩开术？

从解剖生理学看，前列腺是男性生殖系统的附属性腺，又是内分泌的器官之一。中年男性的雄激素分泌水平仍保持一定的高度，前列腺分泌功能依然旺盛，在正常的性心理和有规律的性生活时，其前列腺的分泌和释放也保持相对平衡。但如果中年男性过度进行性生活，可导致前列腺组织持久淤血而增大，不洁性生活即可导致前列腺慢性感染，使前列腺组织充血、水肿、增生。少数中年男性长期饮酒或经常酗酒，喜食辛辣等刺激性食物，会刺激前列腺增生。另外，中年期高血压、动脉硬化、高脂血症等也是前列腺增生的促发因素。至 50 岁左右，前列腺上皮细胞由柱状变成立方形上皮，基质中的平滑肌纤维逐渐减少，而代之致密胶原纤维则增多，结缔组织增生，前列腺体积渐渐增大，而引起前列腺增生肥大，导致排尿困难。据统计，50 岁以上的男性约有半数患 BPH。对于前列腺增生中年患者治疗方法的选择，更应慎重。因为前列腺增生中年患者除有尿频、尿急、尿等待、尿线细、排尿困难等症状外，更重要的是精神心理影响比较大，因为前列腺增生中年患者常常把疾病与性无能和未老先衰等联系在一起，给人造成无比沉重的压力，所以容易出现心理与精神障碍，严重影响生活和工作。那么前列腺增生中年患者是否更适合做扩开术呢？回答这一问题，首先看看前列腺增生中年患者是否需要手术？如需要手术，那什么手术方式更有利于中年患者？

① 前列腺增生中年患者什么情况下需要手术？由于治疗药物的进展，如今 5α-还原酶抑制剂及 α-受体阻滞剂的运用使许多患者可免于手术。对于正规系统药物治疗后排尿梗阻症状无明显改善者，则需要手术治疗。有学者提出，前列腺增生患者如果其排尿梗阻属于动力性梗阻，应采用药物治疗；如果属于静力性梗阻，则需采用侵入性手术治疗。

② 对前列腺增生中年患者采取什么手术方式更好？目前，治疗前列腺增生的手术方式有两类，一类是通过切除前列腺组织来解决梗阻，即所谓的减容术，比如耻骨上经膀胱前列腺摘除术、经尿道前列腺电切术、剜除术、汽化术等；另一类是通过柱状水囊将前列腺及包膜裂开，达到降低尿道压，即所谓的扩容术。由于扩容术保留了前列腺体，术中又很少伤及性神经与勃起相关的血管，因而前列腺扩开术很显然更适用于中年期前列腺增生所致的排尿困难，术后发生性功能障碍的概率应该最低。

22 前列腺扩开术是否会影响性功能？

男子性活动是一个复杂的生理过程，要通过一系列的条件反射和非条件反射来完成。性活动包括性兴奋、阴茎勃起、性交、射精、性高潮及性满足等多个环节，其中任一环节发生障碍而影响正常的性功能时，即称为男性性功能障碍。正常性功能必须建立在阴茎的正常血液供应与正常的阴茎血液回流，以及完好的阴茎神经分布与勃起的神经通路，缺一不可。前列腺扩开术由于仅做前列腺 12 点方位裂开，对其相关动脉、静脉、神经几乎无影响，同时对精液的分泌、排泄与射精等通道干扰较小，因此，前列腺扩开术一般影响性功能的概率较低。但由于性功能受精神、心理、环境等多因素影响，因而不能说扩开术绝对不影响性功能。

23 前列腺增生合并间质性膀胱炎患者能否做前列腺扩开术？

间质性膀胱炎的病因、病理尚不清楚，可能与自身免疫、钾离子下尿路黏膜渗透、肥大细胞活化等有关，主要表现为膀胱区或会阴区、下腹部疼痛，多数伴有尿频、尿急、排尿不畅等下尿路症状，有时容易被误诊为慢性前列腺炎、前列腺增生等。另外，有些患者出现性功能障碍。

间质性膀胱炎患者的尿频、尿急、排尿困难等症状持续反复发作，症状与慢性前列腺炎及前列腺增生的早期症状十分相似，在泌尿外科临床中一定要予以高度重视。另外，间质性膀胱炎可以与慢性前列腺炎、早期前列腺增生同时存在，有时会相互影响，互为因果。因此，如果做膀胱尿道镜检查时见膀胱内有出血性瘀斑，膀胱容量减小，应做膀胱液体扩张试验，从而明确炎症程度、是否合并膀胱出口梗阻，同时明确后尿道、精阜、前列腺、膀胱颈的情况，有助于诊断与鉴别诊断。如果膀胱造影显示膀胱挛缩，容量较小，膀胱壁肥厚，可做膀胱镜下活检，如果显示黏膜和逼尿肌的肥大细胞增多，超过 20 个/mm^2 时，间质性膀胱炎的确诊率为 88%。对男性间质性膀胱炎来说，由于其好发于 30～65 岁这一年龄段，因而一定要向前列腺增生中年患者详细询问病史。如果患者是相对比较年轻的前列腺增生患者，特别是膀胱残余尿较少者，不要急于行前列腺扩开术，最好进行膀胱镜或电切镜检查等，对于疑似间质性膀胱炎者，在麻醉下做膀胱注水试验或活检等，进一步确定诊断，一旦确诊，应暂停行扩开术，可应用药物 M 受体拮抗剂等对症治疗，待尿频、尿急等症状明显改善后，再做尿流动力学检查评估，分析是否需要做扩开术及做扩开术的利和弊。否则，由间质性膀胱炎所引发的 OAB 患者，很有可能在行扩开术后，尿急、尿失禁等症状更加明显，严重困扰患者的正常生活，由此还会带来医患纠纷。

24 前列腺增生合并腺性膀胱炎患者能否做前列腺扩开术？

腺性膀胱炎的病因尚不明确，可能与尿路感染有关。有学者认为，膀胱炎、膀胱出口梗阻、膀胱结石等慢性刺激，引起膀胱尿路上皮化生，导致基底细胞呈灶性增生，并向固有层生长，进而退化而形成囊腔，最后腔内柱状上皮形成，即所谓的腺性膀胱炎。根据病变形态，腺性膀胱炎可分为滤泡水肿型、乳头状瘤样型、慢性炎症型、黏膜无改变型，临床表现主要是尿频、尿急、尿痛等下尿路症状及血尿，有时临床表现容易与前列腺增生的部分症状相混淆。由于腺性膀胱炎易复发，在做扩开术前对怀疑合并腺性膀胱炎者，要做彩超、膀胱镜等检查，对于膀胱出口无严重梗阻者，暂缓行扩开术，待采用电切、电灼及药物膀胱灌注治疗后，进一步复查膀胱镜，如果仍存在膀胱出口梗阻，再行前列腺扩开术。

25 前列腺增生合并低顺应性膀胱患者能否做前列腺扩开术？

低顺应性膀胱是指在储尿期较少的膀胱容量增加，可产生较高的膀胱内压，多因逼尿肌严重纤维化，致增生的平滑肌细胞间隙充满大量交织的胶原纤维，使膀胱壁增厚、僵硬、弹性受阻，舒张能力下降。低顺应性膀胱是膀胱功能异常的一种表现。最常见的膀胱功能异常有三种：逼尿肌收缩异常（收缩亢进和收缩无力）、逼尿肌兴奋异常（主要为不稳定性膀胱）、膀胱顺应性异常（低顺应性膀胱和高顺应性膀胱）。其中低顺应性膀胱有以下特点：① 膀胱容量增加伴显著膀胱压升高；② 是多种膀胱和膀胱下尿路病变的共同结局，如各种原因所致的膀胱下尿路梗阻、神经源性排尿功能障碍及长期膀胱慢性炎症等；③ 可引起尿频、尿急、急迫性尿失禁或遗尿；④ 是下尿路病变引起上尿路损害的主要原因，严重的低顺应性膀胱还将限制膀胱排空；⑤ 原发病治疗后部分症状较轻的低顺应性膀胱可自行缓解，但对于严重的低顺应性膀胱，即使原发病已得到控制，但低顺应性膀胱现象仍不能消除，并将因此而继续产生上尿路损害。有关梗阻性低顺应性膀胱的原因，可能是慢性尿道梗阻后，膀胱壁肌肉肥大增生，胶原纤维组织增多，弹力纤维减少，造成膀胱顺应性下降，膀胱容量减少。另外，间质性膀胱炎、放射性膀胱炎、药物性膀胱炎、结核性膀胱炎、血吸虫性膀胱炎等均可导致低顺应性膀胱。正常成人男性膀胱容量为 350～750 mL，如果膀胱容量小于 300 mL，膀胱内压容易随尿液增多而迅速升高，诱发逼尿肌收缩。鉴于上述因素，对于前列腺增生患者如合并低顺应性膀胱，做扩开术前要与患者本人及其家属充分沟通，说明术后发生尿频、尿急、急迫性尿失禁、压力性尿失禁的概率较高，应做好充分的思想准备。

26 前列腺增生合并高顺应性膀胱患者能否做前列腺扩开术？

膀胱顺应性的改变是膀胱在充盈期（也称储尿期）维持其压力不变或仅轻度升高的能力，也就是膀胱对增加液体的耐受性。高顺应性膀胱是指在膀胱充盈过程中，即使膀胱过度充盈，其膀胱内始终维持在低压状态，且多伴有膀胱的冷、热、痛等感觉功能障碍及膀胱容量的明显增加，一般容量在 500 mL 以上。高顺应性膀胱多由于前列腺增生引发逼尿肌退行性改变，导致膀胱收缩功能减退，因而膀胱逐渐老化，增宽的肌细胞间积聚着大量弹性纤维，具有很大的伸展性，这样使膀胱顺应性大大增加。这类患者易发生无症状性慢性尿潴留，持久的尿液潴留必将导致上尿路扩张和肾功能损害。

高顺应性膀胱的产生原因有多种，但主要形成机制还是膀胱过度膨胀，比如手术后麻醉状态下未及时插导尿管，前列腺增生所致慢性尿潴留，大量饮酒或长期饮酒，长期口服某些药物导致膀胱收缩无力或膀胱出口梗阻，其他原因有神经源性膀胱等不能及时排尿等。

对于前列腺增生合并高顺性膀胱者，由于前列腺扩开术能显著降低尿道压，有利于膀胱储尿与排尿压力平衡的重新建立与恢复，故可行扩开术。但由于高顺应性膀胱的逼尿肌功能恢复较慢，因而术前应与患者及其家属充分沟通，术后留置尿管时间要根据膀胱功能恢复情况做相应延长。如果估计膀胱功能恢复较慢者，建议扩开术中同时做膀胱造瘘，膀胱功能接近恢复、夹闭造瘘管试验能正常排尿后，再拔除造瘘管。

27 前列腺增生已行膀胱造瘘者能否做前列腺扩开术？

膀胱造瘘是因尿路梗阻，在耻骨上膀胱行造瘘术，使尿液引流到体外，可暂时性或永久性解决患者的排尿困难。有些前列腺增生患者并发潴留，在行导尿时尿管插入困难，改行膀胱造瘘术。但由于老年人有认知能力下降、反应性降低、记忆力减退、任性、不安、猜疑等特点，膀胱造瘘术后患者将改变原有的排尿途径和生活习惯，因而患者需承受较大的心理压力，膀胱造瘘术后恢复经尿道排尿是患者及其家属的共同希望。

前列腺增生已行膀胱造瘘者能否做前列腺扩开术要看两方面：一是尿道情况，如果尿道狭窄或尿道细小，扩裂导管不能插入，手术无法实施；二是膀胱情况，如果膀胱造瘘术后合并感染或膀胱严重挛缩导致膀胱容量过小，需控制感染及定时夹闭尿管来增大膀胱容量，大于 300 mL 后，再行前列腺扩开术。

28 前列腺电切或激光术后复发者能否行前列腺扩开术？

前列腺电切或激光术后，有时会有或多或少的腺体残留，这给前列腺增生提供了复发的机会。所谓前列腺电切或激光术后复发通常是指手术后数月或数年再次出现排尿困难。临床中经常遇到以下 3 种情况导致排尿困难：一是前列腺残存组织继续增生，挤压尿道；二是膀胱颈口挛缩；三是尿道狭窄。除电切或激光术后合并尿道明显狭窄，前列腺扩裂导管无法插入膀胱外，第一及第二种情况均可行扩开术治疗，远期疗效优于再次电切或激光治疗。

29 高龄、高危前列腺增生患者在行前列腺扩开术前、术后应注意什么？

随着人口的老龄化，BPH 手术患者围手术期存在的高危因素越来越多，如高血压、糖尿病、心肺肾等重要脏器功能障碍等。老年 BPH 患者大多并存一种或多种疾病，因而前列腺手术具有较高的风险。扩开术虽然较开放性、电切等手术创伤小、时间短，但对于高龄、高危的 BPH 患者仍存在一定的潜在风险。为了提高手术的安全性，必须选择好手术时机，做好充分的术前准备。首先要严格掌握手术适应证，术前全面细致评估每例患者的全身状况，积极治疗并发症及合并症，帮助恢复各脏器功能。比如：① 对于合并高血压的患者，术前应积极进行血压治疗，将血压控制在 140/90 mmHg 左右。② 如果有心绞痛、近期心肌梗死或主动脉夹层者，应先在心内科进行系统治疗，待病情稳定后再决定是否手术。③ 慢性支气管炎、肺气肿、肺心病，应常规行心肺功能检查、血气分析，术前戒烟、吸氧、雾化吸入等，保证呼吸道通畅，以防术后发生呼吸衰竭。④ 糖尿病患者除饮食调控外，可用胰岛素等将血糖控制在空腹 8 mmol/L 以内较为安全。⑤ 合并肾后性肾功能不全者，要充分引流膀胱尿液，等肾功能基本正常后再行扩开术。⑥ 因心脑血管疾病而接受抗血小板治疗者，应停药 1 周以上再手术，并做好预防血栓的其他替代治疗。⑦ 术前做好充分沟通，消除患者恐惧心理，做好术中、术后发生意外的应急预案。⑧ 术中要尽可能缩短手术时间，术中彻底止血，防止术后继发出血。⑨ 术后由于长时间卧床，下肢血流缓慢，容易发生静脉血栓，应引起高度重视，预防静脉血栓及栓子脱落尤为重要。⑩ 术后加强心电监控，保证膀胱冲洗通畅，及时处理堵管、膀胱痉挛、出血等，使高龄、高危 BPH 患者安全度过围手术期。

30 小体积前列腺增生患者是否需要做前列腺扩开术？

小体积前列腺增生是指增生的前列腺体积小于 30 mL。对于小体积前列腺，泌尿外科医生更要特别小心，应该做如下几点分析后再行扩开术。

（1）分析前列腺体积小的原因　前列腺体积小不外乎以下两种情况：① 前列腺本身发育较小；② 前列腺萎缩。随着老龄化的到来，动脉硬化的发病率越来越高，髂内动脉硬化、前列腺动脉硬化也难以避免，因此，前列腺微循环和营养血供就会出现障碍，前列腺萎缩硬化即顺理成章。此外，睾酮分泌水平严重低下，也有可能是成因之一。现代医学研究发现，前列腺萎缩也能够引起尿频、尿急、夜尿频多、排尿困难等，有时与大体积前列腺增生表现并无两样。

（2）检查小体积前列腺是否已引起下尿路梗阻　通过病史了解排尿困难的程度，比如有无排尿时间延长、尿线变细、排尿中断、排尿时小腹胀痛。彩超观察残余尿多少及有无肾积水，尿流动力学观察尿流率、尿道压、有无神经源性膀胱等。尿道造影观察下尿路梗阻的部位与梗阻程度。

（3）分析是否需要手术　对于小体积前列腺，如果梗阻程度不重，建议先用非那雄胺（小体积前列腺应用效果一般不佳）、坦洛新系统正规治疗，如排尿困难症状明显改善，应暂缓做扩开术；如排尿困难症状不见改善并进行性加重，建议行膀胱镜或电切镜检查，观察前列腺尿道有无狭窄梗阻、膀胱颈口有无挛缩，以及膀胱小梁化与憩室化的严重程度，并排除尿道憩室、瓣膜、结石、肿瘤等所致梗阻。

31 前列腺炎患者能否做前列腺扩开术？

对这一问题，首先要分析前列腺炎是否同时存在膀胱出口梗阻；如果存在膀胱出口梗阻，再分析是否为非前列腺炎所致；如果膀胱出口梗阻与前列腺炎有相关性，那就要看前列腺炎属于哪种类型。临床中通常将前列腺炎分为如下四型：Ⅰ型，急性细菌性前列腺炎；Ⅱ型，慢性细菌性前列腺炎；Ⅲ型，慢性非细菌性前列腺炎；Ⅳ型，无症状性前列腺炎。

根据分型，从理论上来讲，很显然仅Ⅲ型前列腺炎合并膀胱出口梗阻才适合行前列腺扩开术。虽然前列腺扩开术对人体创伤较小，但由于前列腺炎比前列腺增生的发病年龄相对偏小，同时绝大多数Ⅲ型前列腺炎经过积极有效的非手术治疗都能获得比较满意的效果，因此只有在万不得已的情况下才考虑前列腺扩开术治疗。假如需要做前列腺扩开术，建议在正规药物治疗后重新评估梗阻症状，排尿困难确实难以改善或进行性加重，在充分沟通并告知的前提下，征得患者本人及其家属的同意下再行前列腺扩开术，建议患者年龄大于45岁，已婚已育，且必须排除特异性感染性前列腺炎。

32 前列腺扩开术对前列腺体积大小有无要求？

BPH 起始于围绕尿道精阜部位的移行区，增生后的前列腺组织多表现为以基质增加为主的病理改变，故除增大的腺体引起下尿路机械性梗阻外，前列腺部位的平滑肌张力增高，也是引起排尿困难的重要原因。鉴于前列腺扩开术是通过扩开前列腺腺体及前列腺包膜这一扩容原理，来达到尿道减压之目的，因此对于同种型号的前列腺扩裂导管来说，前列腺体积越小，扩裂效果越好，扩开的宽度就越大，尿道压降低也就更明显。由此得出结论，前列腺扩开术不宜选择太大的前列腺。多年来的临床经验总结，前列腺体积大于120 mL 者，不建议选择前列腺扩开术。对于虽然前列腺体积小于120 mL，但前列腺中叶增生不明显，单纯两侧叶增生较重，镜下观察前列腺尿道腔前后径大于5.5 cm 者，也不建议选择前列腺扩开术。

33 前列腺扩开术是否适合男性单纯膀胱颈部梗阻？

膀胱颈部梗阻是指排尿时膀胱颈不能正常开放或不能完全开放，导致在无任何解剖变异的情况下，尿道括约肌张力增加或尿流排出受阻。临床症状有尿频、尿急、夜尿增多、尿无力、尿等待、排尿不尽、尿潴留等，对伴有盆腔疼痛的中年男性，可能误诊为前列腺炎。膀胱颈部梗阻的诊断主要依靠膀胱镜或电切镜检查，镜下可以看到膀胱颈部抬高，颈口不能完全张开。男性单纯膀胱颈部梗阻确诊后，建议先用α-受体阻滞药物治疗并观察疗效，对于临床梗阻症状较重，非手术治疗无效，残余尿大于60 mL 者，建议首选前列腺扩开术治疗。

34 前列腺增生合并膀胱过度活动症患者行前列腺扩开术应注意什么？

膀胱过度活动症（OAB）是一类发病率较高的慢性疾病，严重影响患者的生活质量，给个人及社会带来了巨大的经济负担。近年来，随着我国进入老龄化社会，以及糖尿病与神经系统损害性疾病患病人数的增多，由此继发的相关疾病之一——OAB的发病率也逐年上升。OAB的病因尚不十分明确，目前认为逼尿肌不稳定、膀胱感觉过敏、尿道及盆底肌功能异常、精神行为异常、激素代谢异常等是OAB的诱发或促发因素。OAB的核心症状为尿急（突发、强烈的排尿欲望，且很难被主观抑制而延迟排尿），可伴有急迫性尿失禁，常伴有尿频。一项来自欧洲及加拿大的研究指出，在过去40年中，男性OAB的发病率已由10.8%增至13.4%，其中44.5%的患者存在尿失禁，超过半数的患者被自身症状所困扰。国内对14884例患者的调查表明，男性OAB的发病率为5.9%，其中30%的患者存在尿失禁症状。部分OAB患者存在尿流动力学检查证实的逼尿肌过度活动。OAB的发病机制是膀胱逼尿肌细胞过度敏感导致失神经支配是逼尿肌过度活动之基础，神经系统的病理改变也会引起逼尿肌过度活动，OAB的发生与年龄增长引发的大脑结构改变有关。最新研究认为，膀胱黏膜层参与膀胱收缩的外周调控，膀胱间质细胞通过调控平滑肌钙离子释放而影响膀胱收缩。对于无明确病因的尿急症状，可直接诊断OAB，对于伴发其他疾病，如神经源性膀胱、BPH、尿路感染、间质性膀胱炎等的尿急症状，称之为症状性OAB。

鉴于上述，如果BPH合并OAB，由于既存在下尿路梗阻因素，又存在膀胱逼尿肌过度活动，故选择前列腺扩开术时应非常慎重。如果OAB的发生与BPH导致梗阻有关，逼尿肌过度活动，选择扩开术理所当然。如果OAB与BPH无关，扩开术前应该先治疗OAB。对于BPH仅表现尿频、尿急，且残余尿不多者，术前一定要行尿流动力学检查，不要盲目手术，否则扩开术后尿失禁发生的概率极高，很容易导致医患纠纷。

35 前列腺扩开术前如何确定有无合并膀胱过度活动症？

有研究指出，在老年人群中OAB的患病人数占成人总数的40%，然而长期以来对于这一重要疾病的诊断却主要依赖于患者的主观症状描述及问卷评分，缺乏客观而可信的指标参考。随着尿流动力学检查进一步普及，通过膀胱压、尿道压测定及尿道括约肌肌电图、尿流率等检查，OAB可得到初步诊断，配合膀胱尿道镜检查，进一步排除尿道炎、尿道憩室、慢性间质性膀胱炎、膀胱肿瘤、结石、异物等诱因。另外，通过膀胱镜检查，可了解膀胱小梁小室形成情况及颈口狭窄情况，排除局部因素造成的OAB。

除上述检查外，近年来"生物学标志物"检查渐成规模与热点，人们对OAB生物学标志物的研究探索从未停止。比如神经生长因子、胞源性神经营养因子、前列腺素 E_2、细胞因子、尿液干细胞因子、尿液氧化应激标志物、血清氮氧化物、血清脂肪素等测定，有助于OAB的进一步确诊。

另外，有研究表明，OAB患者的血清中C-反应蛋白（CRP）浓度显著高于健康者，且OAB患者症状的严重程度与血清CRP浓度呈显著正相关。随着OAB生物学检测手段的进步与医学科学的发展，针对OAB的具有更高敏感度及特异度的生物学标志物将不断涌现，从而为OAB诊断治疗的标准化与规范化创造有利条件。

36 前列腺增生合并膀胱癌患者如何做前列腺扩开术？

膀胱肿瘤易发于老年男性，而这些患者可能同时合并BPH，国外膀胱癌合并前列腺增生的发生率为6.2%，国内为7.0%~8.0%。对于BPH合并膀胱癌的患者是否应同时手术，目前存在争议，并且为两种截然不同的观点。有学者认为，同时手术有可能导致肿瘤细胞种植于前列腺窝创面和膀胱颈创缘，还可能使肿瘤细胞进入创面的微循环、淋巴系统，因而有可能增加肿瘤的复发率。也有学者认为，BPH与膀胱癌行分期手术或同期手术，其复发率没有显著差异，且减轻了患者分期手术的痛苦及经济负担和心理负担。那么前列腺扩开术能否与膀胱癌同期手术呢？笔者认为能否同期手术，一要看前列腺大小；二要看膀胱癌多少及分期、分级。如果前列腺体积比较大（大于150 mL），而且膀胱癌已浸润至肌层或肌层外或多发，主张分期手术；如果前列腺体积较小，而且膀胱癌属非肌层浸润型，且癌肿较小，主张同期手术（先用等离子电切切除或剜除膀胱癌，清理干净癌肿后紧接着行前列腺扩开术）。如果患者系高龄，全身情况较差如合并心肺疾病，须在身体状况好转、病情稳定后，经内科、麻醉科共同会诊评估后再施行手术，否则不宜行同期手术。如行同期手术，为安全起见，尽量选择膀胱单发、肿瘤体积较小（直径<4 cm），前列腺体积小于80 mL者。手术中尽量缩短手术时间，降低手术风险。术中注意扩开面的彻底止血，不能依赖术后气囊压迫。

37 前列腺增生合并膀胱憩室患者能否做前列腺扩开术？

膀胱憩室是膀胱黏膜经膀胱壁肌层向外膨出的囊袋，分先天性和后天性。先天性膀胱憩室壁含有肌纤维，后天性的继发于下尿路梗阻。BPH 合并膀胱憩室多为后天性，多伴有排尿困难、尿潴留、感染、结石。膀胱憩室好发于膀胱的侧后部，有的憩室可压迫膀胱颈及尿道，导致下尿路梗阻。膀胱憩室无肌缩力，导致尿液引流不畅，易伴有膀胱输尿管反流，可出现一侧或双侧肾积水。在排尿过程中，巨大憩室内尿液不能排出，可出现二次排尿或多次排尿症状。膀胱憩室通过彩超、CT、造影等，确诊并不难。

对于检查确诊的"BPH 合并膀胱憩室患者能否做扩开术"这一问题，应该根据憩室大小、多少、位置、有无合并感染、有无压迫症状等做出分析及预判。笔者认为以下四点需要注意：① 膀胱憩室是否需要处理？② 膀胱憩室如何处理？比如开放性手术、腹腔镜。③ 是分期处理还是同期处理？④ 是先做膀胱憩室手术，后做前列腺扩开术；还是先做前列腺扩开术，后做膀胱憩室手术？笔者认为，如果膀胱憩室较小，又无合并感染，可先做前列腺扩开术，待下尿路梗阻解除后，根据膀胱残余尿的量及尿流率等再做下一步治疗计划。如若憩室较大，且已合并憩室感染或结石，最好先将憩室切除，再行扩开术。如憩室巨大，且靠近输尿管开口，则需做憩室切除并行输尿管膀胱再植。前列腺扩开术与憩室切除术是分期还是同期手术，应根据医院医疗设备、医生经验、患者一般状况等综合分析评估。总之，在保证手术安全的前提下，既有效又彻底解决梗阻与憩室是最终目的。

38 排尿困难或尿潴留的老年男性患者是否都适合做前列腺扩开术？

传统观念常将老年男性排尿困难与 BPH 画等号，当排尿困难或尿潴留老年男性患者来院就诊时，泌尿外科医生切忌单一盯上前列腺一个器官，这样就会导致诊断思路局限在前列腺增生的固有模式上。

泌尿系统的多种疾病如 BPH、神经源性膀胱、膀胱憩室、尿路感染、结石、慢性前列腺炎、尿道狭窄、尿道异物等疾病，均可引起排尿困难或尿潴留。另外，由于正常排尿受到精神、神经、肾功能、内分泌、代谢，以及包括肾脏、膀胱、尿道等在内的尿路结构和功能的影响，排尿困难的临床病因有时比较复杂，给治疗带来多变性。这就要求泌尿外科医师思路要广，诊断方向要更加明确，如若不是 BPH 所致的排尿困难，做前列腺扩开术的后果是可想而知的。

当然，BPH 是老年男性较常见的疾病之一，病理基础是前列腺间质或上皮进行性增生，引起膀胱出口机械性梗阻，同时膀胱颈平滑肌和前列腺包膜紧张度增加而形成阻力，引起张力性梗阻，进而导致排尿困难，甚至急慢性尿潴留等。BPH 的诊断主要依据症状、体格检查，尤其是直肠指诊、血清PSA、影像学如彩超及 CT 等、尿流动力学、内镜检查等综合判断。如若前列腺体积较小，排尿困难症状较轻，理应先用药物如 α-受体阻滞剂与 5α-还原酶抑制剂联合正规系统治疗，可有效地改善排尿困难症状，延缓尿潴留的发生或减少发生次数。对于药物治疗后排尿困难症状改善不明显或症状加重者，再考虑行前列腺扩开术，尽量不要直接做扩开术。因为引起排尿困难的病因很多，临床诊治也较为复杂，各种引起排尿困难的疾病间还可能相互影响，应根据患者的不同情况进行具体分析，明确排尿困难是否由 BPH 所致，进一步了解膀胱的顺应性、逼尿肌的稳定性，以便选择较为恰当的治疗方法。

39 前列腺增生合并膀胱老化患者做前列腺扩开术为什么要慎重？

人老了，头发会变白，牙齿会脱落，反应会变慢，但很少有人注意到膀胱也会老，也就是所谓的膀胱老化。膀胱老化最常见的表现就是尿频、尿急、排尿困难、夜尿增多、尿失禁等。在中老年男性中，具有下尿路症状的患者一般会被诊断为 BPH，但是即使通过各种前列腺手术治疗后，也有将近 30%的患者的下尿路症状无法缓解。曾有报道，在前列腺增生患者中引起下尿路症状的比例为 55%，而另有 45%的患者的下尿路症状是由膀胱功能障碍引起的。一直以来，人们认为下尿路症状与膀胱出口梗阻或膀胱神经受损有关。随着尿流动力学的发展，人们发现老年人的膀胱功能会逐渐发生变化，表现为逼尿肌不稳定或逼尿肌收缩力受损，而且这些功能改变与膀胱出口梗阻无关，自此这种与梗阻及神经系统损伤无关的下尿路症状逐渐引起人们的注意。研究发现，膀胱壁慢性缺血是造成膀胱逼尿肌老化的关键病理生理改变，也就是说老年人常见的血脂增高、动脉粥样硬化及其他类型的血管病变也会引起下尿路症状的出现。研究显示，膀胱老化后，其组织结构发生改变，如平滑肌细胞减少、细胞间隙增宽、胶原沉积、末梢神经纤维减少，以及新生血管及血管密度减低、平滑肌细胞器出现退行性改变，这种广泛呈现的退行性改变导致患者的下尿路症状出现。

鉴于膀胱老化随着年龄增长，发病率越来越高，而且症状会越来越重，故对 BPH 患者行扩开术时，一定要慎重，一是要预见到扩开术后尿失禁出现，二是要预见到扩开术后排尿困难症状改善较慢，故在术前与患者及其家属沟通时，千万不要忽视膀胱老化这一影响排尿的重要因素。

40 前列腺扩开术前为什么要注意患者是否合并隐性脊柱裂？

隐性脊柱裂（Spina Bifida Occulta, SBO）是指一个或多个脊柱椎弓板愈合不全而背侧皮肤完整，椎管内的脊髓及神经组织不会直接突出于皮肤表面的脊柱裂。SBO 多位于腰骶部，尤其是腰$_5$—骶$_2$。国内外文献报道，SBO 患病率的差异很大，为 10% ~ 58%，60 岁以上人群的男、女患病率大致相当。Fidas 等研究 2707 例成人 SBO 与排尿异常的关系，认为 SBO 与男性尿急、女性压力性尿失禁存在相关性。Galloway 和 Tainsh 报道 43 例 SBO 患者中逼尿肌活跃者达 72%。研究结果表明，中老年 SBO 可能是 OAB 发病的一个非常重要的危险因素。SBO 出现临床症状的部位最早往往是膀胱，而逼尿肌反射亢进是最容易、最早出现的神经源性膀胱表现。随着年龄的增长，SBO 患者发生脊髓神经功能障碍更加明显，从而导致患者出现神经源性 OAB 等下尿路症状进行性加重。

鉴于上述原因，对 BPH 患者行扩开术前很有必要对 SBO 进行进一步的明确或排除性诊断，把 BPH 出现的尿频、尿急、尿滴淋等下尿路症状做一多因素分析，有利于准确评估手术适应证，也有助于为与患者及其家属沟通、谈话、签字等提供客观依据。

41 前列腺增生合并盆腔脂肪增多症患者为什么慎做前列腺扩开术？

盆腔脂肪增多症是大量脂肪组织增生堆积于盆腔，造成输尿管下段、膀胱颈部、后尿道、乙状结肠、直肠等一系列被挤压、梗阻改变所导致的疾病，发病年龄在 9 ~ 80 岁，78% 的患者年龄为 20 ~ 60 岁。其病因不明，有学者认为与盆腔炎症、激素代谢紊乱、盆腔静脉血管异常、肥胖等有关。约有 50% 的患者有泌尿系统症状，泌尿系统症状按出现频率依次为尿频、排尿不畅、血尿、尿等待、尿失禁、尿不尽感。有部分患者伴有胃肠道症状。盆腔脂肪增多症的诊断主要依靠影像学检查。骨盆 X 线平片示典型的骨盆透明征，在低电压摄片时更为明显。IVU 示膀胱位置升高，膀胱颈部拉长，膀胱底部上移，膀胱变为倒梨形；双侧输尿管靠近膀胱处受压变窄，在狭窄以上的输尿管则扩张积水向正中移位。有时膀胱造影显示膀胱位置和形态改变的效果优于 IVU。MRI 检查横切面显示直肠变细及其周围脂肪增厚，矢状面显示膀胱呈细长形状，前列腺拉长上移，膀胱外脂肪间隙明显增厚。目前，本病尚无公认的有效治疗方法。综合文献，本病的治疗分为保守与手术治疗。对于尿路梗阻导致肾积水，应较早进行外科干预，其中盆腔脂肪清除术是相对有效的治疗措施之一。如若临床中发现中老年男性出现尿频、排尿困难、尿等待等下尿路症状，而直肠指诊却触摸不到前列腺，一定要想到盆腔脂肪增多症这一并不常见的疾病，避免误诊、漏诊，从而做到因病施治、有的放矢。

42 前列腺增生合并帕金森病患者能否做前列腺扩开术？

帕金森病是一种常见的锥体外系疾病，发病率位居中老年神经系统退行性疾病第 2 位，且逐年上升。尿急、尿频、排尿不畅是帕金森病患者最常见的神经源性下尿路症状，27% 的帕金森病患者可出现急迫性尿失禁。最常见的尿流动力学表现为储尿期逼尿肌过度活动、反射亢进，排尿期也可见到逼尿肌活动低下，且随着病史的延长，症状逐渐加重。对于男性中老年帕金森病患者伴随的神经源性下尿路症状，有时与 BPH 所致的下尿路症状很难区分开来，从而给前列腺手术带来复杂多变性，如果尿流动力学检查判断患者存在膀胱逼尿肌过度活动，且逼尿肌收缩力处于代偿期，此时做前列腺扩开术就应该三思而后行。扩开术后由于 OAB 的持续存在，虽然前列腺所致的梗阻解除了，排尿通畅了，但帕金森病所致的下尿路症状并未消失，逼尿肌收缩力与迅速下降的尿道压之间的平衡进一步被打破，术后尿频、急迫性尿失禁、压力性尿失禁或混合性尿失禁将会有一个比较慢长的恢复过程，术后患者的生活质量并不能得到提高。如果是 BPH 合并帕金森病患者，笔者建议暂缓做前列腺扩开术，可选用 M 受体阻滞剂如索利那新来改善尿频、尿急或急迫性尿失禁等下尿路症状，如果伴有尿等待、尿线细、尿中断等排尿期症状，可联合 α-受体阻滞剂坦索罗辛治疗，从而改善患者的生活质量。如果 M 受体阻滞剂疗效不佳，可试用 β_3-受体激动剂米拉贝隆（贝坦利）。另外，除先用药物治疗外，可通过尿道造影、CT、MRI、内镜检查等进一步了解前列腺尿道梗阻程度。对于 BPH 导致明显下尿路梗阻者，可选用前列腺扩开术治疗，但术前要与患者及其家属充分沟通，讲清 BPH 合并帕金森病患者手术后疗效的不确定性，避免医患纠纷。

43 前列腺增生合并代谢综合征患者做前列腺扩开术应注意什么？

代谢综合征是以胰岛素紊乱为中心的一组代谢紊乱疾病，基本特征包括糖代谢异常、向心性肥胖、脂代谢紊乱、高血压等。代谢综合征和 BPH 均是中老年男性的常见疾病。国外研究发现，代谢综合征是 BPH 进展中的危险因素。代谢综合征导致 BPH 进展的核心是胰岛素抵抗和继发高胰岛素血症。高胰岛素水平导致前列腺基质和上皮细胞增殖，从而增大前列腺体积，增加前列腺包膜和膀胱颈口平滑肌张力，从而导致动力性梗阻及机械性梗阻。研究表明，代谢综合征与下尿路症状、前列腺体积及血 PSA 之间均有相关性。代谢综合征患者中的 BPH 患病率高于非代谢综合征患者。因此，BPH 患者诊疗的同时还需考虑是否合并代谢综合征。如果 BPH 合并代谢综合征，单纯的前列腺扩开术仅能暂时降低尿道压，解除膀胱出口梗阻。如果不去重视代谢综合征的治疗和预防，BPH 所致的下尿路梗阻症状非常容易再发，扩开术的远期疗效很难保证。由此可见，BPH 并不是局限于泌尿外科的单一孤立性疾病，而是全身性疾病在前列腺之表现。国内研究者统计了 200 例 BPH 患者，明确并发有眼底动脉硬化、冠心病、动脉硬化性脑病或大动脉粥样斑块形成等动脉硬化性疾病者占 98%，其中髂内动脉斑块发生率高达 77%，证实 BPH 与动脉硬化所致的前列腺慢性缺血缺氧显著相关，确定动脉硬化也是 BPH 发生的高危风险因子。因此，BPH 合并代谢综合征者，做扩开术并不代表是 BPH 的最终治疗，术后控制血糖与血压、减肥、纠正脂代谢异常、防治动脉硬化、防治代谢综合征的并发症等同等重要，不容小觑。

44 前列腺扩开术前为什么要详细了解有无尿失禁病史？

老年人盆底松弛，尿道括约肌功能减退，导致尿失禁患病率随年龄增长逐渐增高。研究结果显示，居住在护理院和养老院的老年人中，尿失禁比率占 80%，其中包括压力性尿失禁（在咳嗽、大笑、负重、行走时漏尿）、急迫性尿失禁（有尿意时，还未进入卫生间就漏尿）、其他类型尿失禁（无任何原因或感觉就漏尿）、混合性尿失禁（有以上 2 种或 3 种症状同时存在）。国内一项调查研究显示，60 岁以上老年人 743 例（男 365 例，女 378 例，平均年龄 70 岁），共有 248 例患有尿失禁（33.4%），其中压力性尿失禁 9.2%，急迫性尿失禁 0.4%，混合性尿失禁 20.3%，其他类型尿失禁 3.5%。

既然老年人尿失禁的患病率如此之高，那为什么仍有一些老年人却因排尿困难或尿潴留住院？这是因为有些老年人既有尿失禁，也存在排尿困难；也有些老年人是因为感冒、腹泻等服用某些药物导致急性尿潴留；另外泌尿系感染或结石也时常诱发排尿困难或尿潴留。这些临时、表面症状又极易被泌尿外科认为是膀胱功能严重失代偿所致。此时如果不去详细询问病史，仅依据尿潴留或残余尿过多，倾向性认为下尿路梗阻程度较重，实际上往往就高估了下尿路梗阻因素，而低估了膀胱逼尿肌不稳定因素。如若盲目做前列腺扩开术，就必然会出现矫枉过正之情况，术后压力性或混合性尿失禁短时间内难以恢复。

45 前列腺扩开术为什么不能单纯根据前列腺大小选择扩裂导管？

BPH 是男性最常见的膀胱出口梗阻（BOO）性疾病，明确 BPH 患者 BOO 及其程度对制订治疗方案起着重要作用。而尿流动力学的压力流率测定是诊断 BOO 及其程度的金标准，但是存在着有创、昂贵、潜在感染等缺点。国内专家通过前列腺体积与自由尿流率检查，来探讨前列腺体积对 BOO 的诊断价值。结果显示，前列腺体积在 40~60 mL 者，前列腺的大小与 BOO 的严重程度呈正相关；当前列腺体积小于 40 mL 或大于 60 mL 时，前列腺的大小与 BOO 的严重程度无相关性。由此提示，对于前列腺体积小于 40 mL 或大于 60 mL 者，单纯根据前列腺大小选择扩裂导管，不一定准确与恰当。有的前列腺体积虽大，但梗阻程度不一定大；而有的前列腺体积虽小，但膀胱出口阻力不见得小。应结合前列腺增生的形态、上下径长度、后尿道腔隙大小、有无合并神经源性膀胱、有无合并结石、有无合并感染、有无合并膀胱憩室等进行综合判断来选择导管，使扩开术既不过犹，也要防止不及。在确保下尿路通畅这一疗效的基础上，防止尿失禁，哪怕是短暂尿失禁，也是必须做到的。

第三节　术前准备

46 前列腺扩开术围手术期停用阿司匹林应注意什么？

阿司匹林早已广泛应用于急性心肌梗死、急性脑梗死等疾病的一、二级预防，传统观点认为在前列腺围手术期均应停用阿司匹林 7~10 天，否则可能加重术中、术后出血并发症，但停用阿司匹林可能也会增加急性血栓栓塞事件的发生。国内研究显示，342 例 BPH 患者在阿司匹林停药后有 4 例发生急性心肌梗死或脑梗死，认为前列腺围手术期停用阿司匹林存在血栓反跳现象，主张阿司匹林应长期使用，并建议术前、术后服用非那雄胺，以缩小前列腺体积，减少或预防前列腺出血。但国外已经进行了数项前瞻性随机对照研究，多数研究提示，前列腺围手术期继续口服低剂量阿司匹林并不延长或仅轻微延长术后肉眼血尿的时间，不升高严重出血并发症的发生率。为什么大多数国外学者不主张停用阿司匹林？一项研究表明，停用阿司匹林组的血栓事件发生率为 9%，不停用阿司匹林组的血栓事件发生率为 1.2%。围手术期停用阿司匹林竟然使血栓事件的发生率提高了 7.8%。因此国外学者建议，除了心脏手术，其他所有手术围手术期，如果某患者有血栓栓塞中危或高危风险，一律不主张停用阿司匹林。

但目前国内多数医院仍要求所有前列腺围手术期患者停用阿司匹林 1 周，同样麻醉医师为了避免硬脊膜外血肿等出血风险，也非常认同停用阿司匹林 1 周之观点。但是，在停用阿司匹林过程中如果出现了心脑血管栓塞，就是手术医师没有尽到预防血栓之注意义务，使医师处于左右为难之境地，也就是说停用阿司匹林出现血栓要承担责任，不停用阿司匹林导致显著出血也要承担医疗风险。为此笔者建议，对于正在接受阿司匹林治疗且伴有血栓栓塞中危或高危因素的 BPH 患者，如果停服阿司匹林，宜采用低分子肝素进行桥接替代治疗，术前 24 h 停用低分子肝素，术后 48 h 重新开始低分子肝素治疗，并根据术后出血情况，同时尽早恢复阿司匹林应用。

47 前列腺扩开术前服用非那雄胺有什么好处？

BPH 患者术中、术后出血仍是影响前列腺手术顺利开展的主要因素之一，如何减少 BPH 围手术期出血一直是泌尿外科医师关注的问题。非那雄胺是一种 5α – 还原酶抑制剂，可以阻止睾酮转变成双氢睾酮。研究表明，非那雄胺能抑制前列腺组织中血管内皮生长因子，进而抑制前列腺微血管生成，使前列腺微血管密度降低，从而预防和治疗前列腺出血。有学者还发现，非那雄胺能使前列腺微血管收缩。因此，非那雄胺通过抑制前列腺组织中微血管形成和收缩腺体内血管两种途径而达到防止和减少术中及术后出血的作用，从而降低手术治疗风险。

另外，非那雄胺还具有缩小前列腺体积，改善排尿困难、尿频、尿急等下尿路症状，降低急性尿潴留的发生率等作用。

综上所述，扩开术前服用非那雄胺对减少术中、术后出血，降低手术风险，促进术后顺利康复等起到协同作用。关于扩开术前非那雄胺的服用时间，当然是越早越好，服用时间越长，作用越明显。与空白对照组相比，术中出血量及术中冲洗量明显减少（$P < 0.05$）；但每天服用5 mg与10 mg两组实验相比，术中出血量差异无统计学意义。

48 前列腺扩开术前为什么要了解患者有无吸毒史？

吸毒人群多为青少年，但近年来中老年吸毒者屡见不鲜。有些中老年男性退休后有些不适应，在家待着无聊，在某些诱惑下渐渐地出入娱乐场所，在不知不觉中染上了吸毒恶习。有一种名为K粉的毒品，其物理形状通常呈白色粉末，故有人称其为白粉，其主体成分就是氯胺酮，服用后会使人处于意识和感觉的分离状态，表现为过度兴奋、幻觉、运动功能障碍等，同时对记忆和思维能力造成严重损害。

K粉吸食后70%～90%经肝脏代谢，大部分代谢产物如去甲氯胺酮、脱氢去甲氯胺酮等随尿液排出，由此引起泌尿系损害的报道逐渐增多。其中20%～30%吸食氯胺酮的患者伴有下尿路症状，如尿频、尿急、尿痛、肉眼血尿、急迫性尿失禁等。尿流动力学检查：最大膀胱容量20～120 mL，最大尿流率2.2～8.6 mL/s，逼尿肌无抑制收缩，膀胱顺应性下降。氯胺酮相关性膀胱炎导致膀胱容量显著缩小。如果在临床工作中遇到中老年男性有吸毒史，并伴有下尿路症者，一定不要局限于BPH单一诊断，要想方设法排除氯胺酮性膀胱炎，如若确诊，暂不适宜做前列腺扩开术。

49 前列腺扩开术前测残余尿应注意什么？

欧洲泌尿外科学会推荐利用膀胱残余尿和尿流率检查对BPH所致的下尿路症状患者进行初次诊断和疗效监测。理论上，导尿法是评价残余尿的金标准，然而该项检查有创伤性及潜在的并发症。如今，无创的超声测量残余尿是临床最常用的方法，该指标常作为对BPH患者膀胱出口梗阻评估的重要参数。但实际工作中如何准确测量残余尿，在临床中常被忽视。国内专家研究发现，患者残余尿检查程序大多是嘱患者大量饮水，充盈膀胱至出现中等或强烈尿意时再进行膀胱、前列腺检查，然后再让患者尽力排尿后回超声室测量残余尿，这时患者常因为膀胱过度充盈，膀胱逼尿肌收缩活动过早减弱，产生程度不等的残余尿。也就是说，同一个患者膀胱充盈300 mL时排尿与充盈500 mL时排尿，其残余尿有所增加。

残余尿位于手术指征数值临界点时，建议在膀胱非过度充盈状态下排尿后再重新复查一次残余尿。如果忽略了排尿前尿量过多的影响，以此时的残余尿来评价 BPH 患者膀胱出口梗阻及逼尿肌收缩力的情况，就会得出假阳性的结果。因此，超声测量残余尿时应避免膀胱过度充盈的干扰，从而准确测量残余尿。

50 前列腺扩开术如何选择麻醉方式？

前列腺扩开术的患者多系老年人，其身体各脏器功能多已发生退行性变化，脏器代偿功能明显减退，且往往同时合并心脑血管疾病、糖尿病、慢性阻塞性肺疾病等，故麻醉危险性高。因此，扩开术前要尽量把患者的生理指标调控到能够耐受手术麻醉的最佳状态，以减少术中、术后并发症的发生。关于麻醉方式如何选择，原则上扩开术不宜选择复杂的麻醉，如果椎管内麻醉不存在禁忌证，尽量不选用全麻。椎管内麻醉包括硬膜外阻滞麻醉、腰麻、腰硬联合麻醉。如果椎管内麻醉失败，常采用静脉麻醉，常用丙泊酚静注，它具有起效快、作用时间短、苏醒快的特点。如果扩开术手术的时间需延长，则需要全麻的继续维持。为了易于老年人的呼吸管理，防止缺氧和二氧化碳蓄积，应按需要采用气管插管全麻。但气管插管全麻患者苏醒期容易发生舌后坠、喉头水肿、喉痉挛、通气不足、气道分泌物堵塞、低氧血症、血压搏动大、心动过速、恶心呕吐所致误吸等，也容易发生躁动、谵妄，高度烦躁，强烈挣扎，企图拔除气管导管、输液管、导尿管、心电监护导联线等动作，而且心率增快、血压升高，有的患者躁动持续很长时间，这不但给前列腺扩开术后膀胱冲洗、输液、监护等带来管理上的麻烦，而且容易诱发或加重前列腺创面继发出血、堵管，甚至膀胱填塞等风险。另外，老年人全麻容易出现术后苏醒延迟，多数静脉麻醉剂有收缩脑血管的作用，降低了脑血流量，导致脑灌流量降低，造成脑组织缺血缺氧，容易诱发脑血管意外等。而且全麻没有椎管麻醉术后舒适度高，全麻术后更容易出现膀胱痉挛。

另外，不少泌尿外科同仁经常问及前列腺扩开术能否选择局部麻醉？所谓局部麻醉实际上就是前列腺周围神经阻滞麻醉。对于不能耐受椎管内麻醉或全身麻醉的患者，可采用腰麻穿刺针在局麻下经耻骨联合上径路，用左手示指插入直肠内进行穿刺引导，距腹中线 3 cm 分别从两侧穿刺，使针尖在手指的引导下分别达到前列腺两侧的基底和尖部，在这 4 点的直肠前间隙内，每点分别注入 1% 利多卡因 10 mL。另外，也可在经直肠超声引导下进行局部麻醉。笔者建议，由于局麻患者大多为高龄、高危患者，局麻后手术时最好有麻醉医师协同监护，以防阻滞不全而疼痛导致反射性心搏骤停或严重心律失常等发生。

最后，笔者再次强调，扩开术的麻醉方式选择非常重要，虽然全麻时手术非常平稳，但全麻后由于常规留置三腔导管，容易导致导尿管相关不适症状（Catheter-related Bladder Discomfort，CRBD），发生比例非常高（54.7%），且中度（存在尿道和膀胱的不自主收缩，尿道烧灼感，并有急于排尿或尿道异物感）和重度（情绪激动、大声投诉，并尝试拔除导尿管）症状者达30.2%。CRBD一般认为是因尿管对膀胱壁的机械刺激诱发膀胱逼尿肌自主收缩造成。CRBD将会影响扩开术后正常膀胱冲洗，导致术后痉挛、出血、堵管、再痉挛、再出血、再堵管的不良循环过程，严重者可导致膀胱填塞，从而影响患者术后正常恢复，增加术后护理工作量。

51 前列腺扩开术前如何评估膀胱代偿功能？

膀胱的功能包括储尿功能和排尿功能，正常的膀胱功能压力容积测定结果应符合下述标准：① 无残余尿或仅有数毫升残余尿；② 膀胱充盈期膀胱内压（卧位 5～15 cmH$_2$O 或立位 20～50 cmH$_2$O），没有无抑制性收缩，并显示有较好的顺应性；③ 膀胱充盈初始感觉容量 100～200 mL；④ 膀胱容量一般为300～400 mL；⑤ 无逼尿肌无抑制性收缩；⑥ 患者能主动收缩其逼尿肌，增加膀胱内压（80～100 cmH$_2$O）。而扩开术前又如何评估膀胱代偿功能呢？目前主要依靠尿流率测定、膀胱充盈容积—压力测定、压力—流率测定、同步盆底肌电图测定。如果常用尿流动力学检查不能明确代偿动能情况，可选用影像尿流动力学测定、尿道压力测定、漏尿点压力测定、动态尿流动力学监测。通过上述检测，膀胱的储尿功能和排尿功能等代偿情况应该得到明确。

但对于许多基层医院来说，各种尿流动力学检查尚未开展，扩开术前又如何评估膀胱代偿功能呢？笔者建议采用以下方法评估膀胱代偿功能：① 病史分析：询问有无脑血管病史、脊柱外伤史（包括手术史）、糖尿病史、泌尿系感染史、排尿异常发展史等。另外，BPH合并急性尿潴留的次数越多，膀胱代偿功能越差。慢性尿潴留患者，膀胱功能代偿更差。② 彩超或导尿测定膀胱残余尿，同时测定膀胱最大容量（憋尿不能再坚持时的容量）。③ 排尿时间是否明显延长。④ 尿线粗细情况及尿流中断次数。⑤ 彩超测定膀胱充盈状态下膀胱壁的厚度。膀胱壁越薄，膀胱的收缩代偿功能越差，充盈状态下膀胱壁太厚说明膀胱储尿功能太差。⑥ 通过留置尿管大致测定膀胱初始感觉容量、正常膀胱容量。⑦ 膀胱镜或电切镜观察膀胱小梁化与憩室化严重程度，越严重则膀胱收缩代偿功能越差。⑧ 膀胱收缩指数（BCI）计算公式 = 最大尿流率时逼尿肌压 + 5×最大尿流率。指数越大，表明逼尿肌收缩代偿功能越好。

52 前列腺穿刺活检阴性者需间隔多久才能做前列腺扩开术？

目前常用的前列腺穿刺活检途径有经直肠与经会阴两种途径。近年来，经直肠途径的弊端逐渐显现，包括假阴性率偏高，前列腺前尖部的相对盲区、感染率偏高等。与此同时，随着方法的改进及新设备的应用，经会阴途经的优势也逐渐引起学界的重视。经会阴途径穿刺后，病理检查提示良性前列腺增生，如果没有出血、感染、体温升高等，可在穿刺后至少两周行前列腺扩开术。如果经直肠穿刺活检（报告无前列腺癌），因为直肠内的细菌可导致前列腺炎症、水肿、渗出，则穿刺后感染率为 0 ~ 6.3%，血尿发生率高达 49.6%。因此，经直肠前列腺穿刺活检后做前列腺扩开术，建议于穿刺后 4 周以后进行，一方面先控制或预防局部感染，另一方面口服非那雄胺以减轻前列腺充血水肿程度。如果前列腺穿刺后患者出现高热、寒战、白细胞及中性粒细胞显著升高、严重排尿困难、肉眼血尿等情况，暂不急于做扩开术，待感染得到控制、病情稳定后再考虑做前列腺扩开术。

53 前列腺扩开术前如何分析前列腺特异性抗原？

前列腺特异性抗原（PSA）主要由男性前列腺和尿道周围腺体的柱状上皮细胞分泌，实际上正常的前列腺上皮细胞和 BPH 组织分泌的 PSA 要比前列腺癌所分泌的还要多。因此，虽然 PSA 具有前列腺组织特异性，但不具有前列腺癌的特异性，故并不是所有前列腺癌患者血清 PSA 均升高，同时 PSA 升高并不代表均患前列腺癌。前列腺的许多疾病或临床前列腺直肠指诊及插尿管等刺激，均可引起血清 PSA 浓度不同程度的升高。正常男性的血清 PSA < 4 ng/mL，影响 PSA 浓度的因素有以下几种：① 年龄。年龄越大则 PSA 越高，但 PSA 为 4 ~ 10 ng/mL 时患前列腺癌的机会为 25%，PSA > 10 ng/mL 时患前列腺癌的风险上升到 67%。② 前列腺体积。许多研究表明，血清 PSA 水平与前列腺体积呈正相关，同一年龄组前列腺越大，血清 PSA 水平越高。Collins 等研究表明，前列腺组织每增加 1 g，血清 PSA 增加 0.3 ng/mL。60 岁男性前列腺体积增大速度为每年 0.5 mL，血清 PSA 则以每年 0.04 ng/mL 的速度增加。③ 种族。国外研究发现，黑种人血清 PSA 水平高于白种人，黑种人前列腺体积是白种人的 1.3~2.5 倍。④ 射精。国外研究发现，以禁欲 4 天时测定血清 PSA 值为基础，发现射精后第 1 天、第 7 天血清 PSA 下降，而射精后一小时 87% 患者的 PSA 值升高。⑤ 前列腺炎。研究发现，急慢性前列腺炎引起血清 PSA 浓度升高的作用占 7%，次于前列腺体积的影响（23%）。⑥ 急性尿潴留。BPH 所致的急性尿潴留可导致 PSA 水平突然升高，表明血清 PSA 与急性尿潴留呈正相关。急性尿潴留导尿后 1~3 周复查血清 PSA，均有不同程度的降低。研究发现，急性尿潴留时血清 PSA 水平较尿潴留解除后的 PSA 值高 6 倍。⑦ BPH 与前列腺癌。前列腺癌可使血清 PSA 明显升高，临床上 80% 前列腺癌患者的血清 PSA >4 ng/mL。每克前列腺癌组织可使血清 PSA 平均升高 3.5 ng/mL，比正常前列腺组织（每克 0.1 ng/mL）及 BPH 组织（每克 0.3 ng/mL）分别增高 3.5 倍和 10 余倍。然而，仍有约 20% 的前列腺癌患者血清 PSA <4 ng/mL，可能是一些前列腺癌丧失分泌 PSA 的功能，但此类癌所占比例很低。⑧ 雄激素水平。PSA 表达受雄激素调节，双侧睾丸切除后血清 PSA 迅速降低，应用非那雄胺等雄激素拮抗剂，可使 BPH 或前列腺血清 PSA 明显降低。

另外，PSA 也受医源性因素影响：① 直肠指诊或前列腺按摩。血清 PSA 基础值在 10 ng/mL 以下者，在直肠指诊后无显著性改变；基础值在 10 ng/mL 以上者，直肠指诊后 PSA 可显著升高。但是粗暴的前列腺按摩可显著影响血清 PSA 水平，故建议 PSA 测定应在前列腺按摩前或按摩后至少 3 天再进行。② 前列腺穿刺活检。前列腺穿刺活检后血清 PSA 显著升高，较其基础值升高 5.9~57.0 倍，可持续升高达 2 周。因此血清 PSA 测定应在穿刺活检前进行，或在穿刺活检后至少 6 周进行。③ TURP。前列腺电切可引起血清 PSA 显著升高，平均升高 5.9 ng/mL，多于术后 12~30 天降至基础水平。④ 其他因素。膀胱镜检查、导尿及留置导尿、经直肠 B 超检查等也可使血清 PSA 轻微或短暂升高。

目前，国内外比较一致的观点是血清总 PSA 大于 4.0 mg/mL 为异常，对初次异常者建议复查。当总 PSA 介于 4~10 ng/mL 时（即所谓的灰区），发生前列腺癌的可能性约为 25%（欧美国家资料）。国内数据显示血清总 PSA 介于 4~10 ng/mL 的前列腺穿刺阳性率为 15.9%。另外，游离 PSA 水平与前列腺癌的发生率呈负相关，当游离 PSA 与总 PSA 的比值小于 0.1，该患者发生前列腺癌的可能性高达 56.0%；当比值大于 0.25 时，发生前列腺癌的可能性只有 8.0%；比值大于 0.16 时前列腺穿刺阳性率为 11.6%；比值小于

0.16 时穿刺阳性率 17.4%，因此，国内推荐比值大于 0.16 为正常参考值。

结合上述，PSA 高于正常值到底能否做扩开术？结合 CUA 制定的《前列腺癌诊断治疗指南》，笔者认为，当总 PSA 在 4～10 ng/mL 灰区时，应复查并参考游离 PSA 与总 PSA 比值，如果比值小于 0.16，建议做 MR 检查，如果高信号的前列腺外周带内出现低信号结节或弥漫性信号减低区，应考虑前列腺癌的可能，如果结合直肠指诊，触摸到前列腺质硬或有结节，必须做前列腺穿刺活检进一步确诊。如果比值、MR 与直肠指诊均不支持前列腺癌，建议在做扩开术中采用电切镜切除部分前列腺组织送快速病检，阴性者直接做扩开术。如果 PSA > 10 ng/mL，一般情况下要怀疑前列腺癌，需要前列腺穿刺活检排除前列腺癌后，再做前列腺扩开术，同时与患者及其家属充分沟通，防止穿刺假阴性所带来的医患纠纷。

54 合并下尿路感染的前列腺增生患者能否做前列腺扩开术？

BPH 患者由于排尿不畅，尿路合并感染发生率较高，对于一般轻度感染，除应用抗生素治疗外，建议经尿道或经尿管向膀胱内注射碘伏生理盐水溶液，或甲硝唑溶液，保留半小时以上，每天两次。如果患者的白细胞与中性粒细胞正常、降钙素原正常，不发热，可做前列腺扩开术。如果 BPH 合并上尿路积水，且合并感染，要等待上尿路积水解除，感染完全控制后，再行前列腺扩开术。对于严重尿路感染，并伴有明显尿频、尿急、尿痛、高热、肾区叩击痛者，大多已合并尿源性脓毒症，这是一种可以致命的感染，需要多种支持治疗，并根据血液及尿液细菌培养，了解感染细菌的种类，从而针对性用药治疗。由于尿源性脓毒症比较凶险，要早期预警、及时发现、果断处理，此种情况下千万不要做前列腺扩开术。

55 没有尿流动力学检查设备能否做前列腺扩开术？

前列腺手术是解决排尿困难的主要措施，但并非所有患者术后均能获得满意的疗效。膀胱出口梗阻、逼尿肌过度活动及逼尿肌无力是 BPH 导致下尿路症状（LUTS）的主要原因。尿流动力学检查可以准确测定膀胱出口梗阻程度及膀胱逼尿肌收缩功能。但国内许多基层医院尚不能开展尿流动力学检查，从而影响了术前对膀胱出口梗阻程度、逼尿肌代偿功能的评估，因此对扩开术的疗效不能做出客观的预测。那没有尿流动力学检查设备能否做前列腺扩开手术？笔者认为，做尿流动力学检查的目的一是了解膀胱功能代偿情况，特别是重点排除有无合并神经源性膀胱及严重膀胱老化；二是了解膀胱出口梗阻程度。

那么，离开尿流动力学检查设备又如何评估有无合并神经源性膀胱呢？第一，了解病史，千万不要忽略，比如脑血管意外、帕金森病、脑肿瘤或术后、多发性硬化等大脑疾病可表现为逼尿肌反射亢进、尿道括约肌协同失调，出现尿频、尿急、急迫性尿失禁等。脊髓损伤，比如脊髓圆锥水平以上损伤，也可表现为逼尿肌反射亢进，出现急迫性尿失禁。如果圆锥或骶神经根严重损伤，膀胱逼尿肌无收缩力，则产生尿潴留或充盈性尿失禁。周围神经病变，比如糖尿病可造成排尿困难、充盈性尿失禁或尿潴留。通过询问病史，至少90%以上的神经源性膀胱可得以排除。第二，测量膀胱残余尿，如果残余尿超过 200 mL 甚至千余毫升，应认为膀胱收缩功能较差；如果残余尿 < 20 mL 或无残余尿，且有尿频、尿急，考虑是否存在 OAB。第三，根据膀胱耐受容量观察膀胱的顺应性，如果膀胱容量 < 200 mL 或 > 1000 mL，做扩开术均要慎重，前者容易发生术后尿失禁，后者术后排尿功能恢复较慢。因此，不论低顺应性膀胱或是高顺应性膀胱，术前均应与患者及其家属做好充分沟通。第四，通过肛门指诊了解肛门括约肌松弛度（非麻醉下），可间接了解尿道括约肌的功能强弱。第五，进行站立位膀胱充盈状态下压腹排尿试验（非麻醉下），如果此时压腹即可呈线条状排尿，说明尿道括约肌功能极差。第六，通过 B 超测量前列腺增生程度、腺体突入膀胱长度、膀胱壁厚度、逼尿肌厚度、膀胱质量等。如果逼尿肌厚度小于 1.5 mm，且膀胱质量小于 42 g 时需谨慎做扩开术，以避免术后疗效不满意。第七，通过膀胱镜或电切镜观察，了解下尿路整体情况、前列腺尿道宽畅度及弯曲程度。同时，通过冲洗液灌注来观察膀胱容量及小梁化与憩室化多少、程度。如果膀胱有红斑，也可通过扩张膀胱观察有无间质性膀胱炎等。

56 前列腺扩开术前为何要清洁灌肠？

前列腺扩开术不是胃肠道手术，为什么术前还要清洁灌肠呢？这是因为在行前列腺扩开术时，不论是插入扩裂导管还是导管定位，均需要左手或右手的示指在直肠内辅助插管及触摸定位突与囊尾，使扩裂导管不但能顺利插入，而且能准确定位。在操作过程中如果术前没有清洁灌肠，就不可能最大限度地避免局部被粪便污染，导致交叉感染或尿路上行感染。同时术前清洁灌肠可预防因麻醉后肛门松弛而使粪便污染手术台，增加感染机会。另外，前列腺扩开术后由于放置三腔导管冲洗膀胱，尿管气囊可挤压直肠前壁产生便意感，由于术前已清洁灌肠，当术后产生便意感时，因直肠内是空虚的，既不用担心粪便会排出，又不用担心术后解大便给护理等带来麻烦，还能预防术后腹胀等。如果术前没有清洁灌肠，术后近期排便还会导致前列腺裂开面继发出血，诱发膀胱痉挛，进一步加重出血或堵管的风险等。还有一个好处是，万一手术过程中损伤直肠，也便于应急处理或手术操作。因此，扩开术前清洁灌肠还是十分必要的。为了达到较彻底的清洁灌肠效果，最好术前一日晚上与术日早上各清洁灌肠一次。

57 前列腺扩开术前，医师应做好哪些工作？

前列腺扩开术虽然是并不复杂的手术，但术前应尽可能地完善和明确诊断，对术前诊断不明确的患者不宜仓促进行手术，应根据手术适应证、禁忌证选择手术方式、方法，对于确定进行该手术者，还应全面了解患者的全身情况，查找影响手术的危险因素，包括心肺功能、营养状况、血液系统等。特别是合并高血压、冠心病、糖尿病、慢性呼吸道疾病、肾功能不全、电解质紊乱等，术前尽可能将血压、血糖等调整至接近正常水平。当手术及麻醉方案制订后，术前应准备好各种型号的柱状水囊前列腺扩裂导管及加压注水泵。为了便于客观地观察扩裂效果，同时利于术后裂开面彻底止血，术前最好准备前列腺等离子电切镜等配套设施。医师要向患者及其家属交代手术前的注意事项，使患者有充分的心理准备。术前谈话要落实在协议书的签字上，以避免术后医疗纠纷发生。对于高龄、高危的 BPH 患者，要做好备血、阿司匹林停药及替代治疗、肠道准备、术前支持治疗、预防性抗生素应用等。对于已留置导尿者，特别是时间较长者，多已合并下尿路感染，建议术前应用抗生素生理盐水溶液膀胱内冲洗，反复消毒尿道外口附近导尿管，避免手术时发生尿道热，术前如有发热及白细胞、中性粒细胞升高，需控制感染后再行扩开术。

第四节　手术操作

58 前列腺扩开术如何选管？

对于前列腺扩开术，选择导管非常重要，根据多年来积累与总结的经验，选管的一个主要标准就是依照前列腺体积进行选管，前列腺体积小于 30 mL，选择 38B 型号导管；30～50 mL，选择 39B 型号导管；50～80 mL，选择 40B 型号导管；80～110 mL，选择 41B 型号导管；110～150 mL，选择 42B 型号管；大于 150 mL，选择 42C 型号导管。笔者在临床中发现，单纯根据前列腺体积选管会存在一些误差或不相适应，主要原因如下：① B 超医生报告的体积大小不一，有时悬殊很大。因此，尽量根据 CT 或 MR 报告的数值选管，有时也可结合直肠指诊判断前列腺体积。② 前列腺同样大小但形状不一。比如有的前列腺是扁的，有的前列腺是长的，有时虽然前列腺总体积一样，但前列腺尿道长度悬殊，如果机械地根据大小选管，就会导致有的导管容易内滑入膀胱或扩开不充分。③ 前列腺同样大小，但前列腺增生分布不一。前列腺有的中叶不增生，有的单侧叶增生，有的三叶均增生，导致前列腺尿道腔的大小、形状不一样，建议选管时结合电切镜观察情况后，再决定所选型号。④ 前列腺同样大小，但年龄不一。从理论上来讲，60 岁 BPH 患者一般要比 80 岁 BPH 患者的膀胱代偿功能要好些（但不绝对，可镜下观察，根据膀胱小梁、憩室化程度来评判膀胱逼尿肌代偿功能），偏年轻者，选管要适当小点（最多小一个型号），年龄偏大者选管要偏大点（最多大一个型号）。⑤ 前列腺同样大小，依患者对性功能的要求而进行选择。对于要求保留性功能者选管宜偏小，不要求保留性功能者重点保证排尿效果，可适当偏大点。⑥ 是否高龄与高危患者。如果患者属于高龄、高危患者，将来再做二次前列腺手术几无可能者，选管要尽量大些，尽量扩得充分些，从而确保远期效果。⑦ 有无合并膀胱功能障碍。对于膀胱容量偏小、膀胱残余尿不太多者，选择的导管宜小不宜大；膀胱严重老化、高顺应性膀胱、神经源性膀胱逼尿肌失代偿者，选择的导管宜大不宜小。⑧ 特殊情况选管。前列腺小于 15 mL 且颈口到精阜小于 2 cm，只能选择 38B 型号导管；单纯颈口挛缩，选管不宜大于 39B 型号导管；如果前列腺尿道腔前后径大于 5.5 cm，不宜行前列腺扩开术，需改行电切或剜除术。

59 前列腺扩裂导管难插的原因有哪些？

经尿道柱状水囊前列腺扩开术想顺利开展，首先要求插管成功，但在临床中经常会碰到插管困难者。笔者结合十余年的扩开术经验，对插管困难的原因分析如下：① 尿道狭窄或尿道生理性偏细。柱状水囊扩裂导管最粗处位于内外囊重叠处，粗 F25.5，原则上 F24 尿道探子不能插入膀胱者，插入扩裂导管很难成功，建议改用其他方法手术。② 膀胱颈后唇明显抬高，后尿道角变大，扩裂导管不能顺弯曲插入膀胱。建议用斑马导丝引导或扩裂导管放入金属内芯后插管，如果仍不能插入，可将抬高的后唇切除一部分后再行插管。③ 两侧叶不对称性增生。两侧叶不对称性增生可使尿道变得弯曲，由于扩裂导管质地偏硬，不能顺弯曲前行，此时可用电切镜先将明显挤向尿道的增生组织切成矢状位的平面，基本与对侧叶对称，使后尿道变直，便于导管插入。④ 膀胱挛缩。膀胱挛缩的原因很多，都会导致膀胱容量变小。如果前列腺偏大，就会导致 11.5 cm 长的外囊不能全部插入膀胱内，使定位突位于尿道海绵体时就不能再进入了，如果暴力继续插入，有可能损伤膀胱。⑤ 其他原因。如尿道憩室、尿道假道形成、尿道瓣膜等。另外，插管时尽可能多用润滑剂，确保导管与尿道黏膜的滑润度，减轻对黏膜的损伤。

60 前列腺扩开术插管前为何要充盈膀胱？

前列腺扩开术插入扩裂导管前常规要充盈膀胱，其目的有以下几点：① 观察麻醉状态下膀胱容量。如果灌注 200 mL 生理盐水就不能滴入了，说明膀胱容量太小。如果用输液器接尿管滴入 500 mL 时滴壶内仍呈线条一样流入，说明膀胱容量很大，对容量很大的膀胱，术后留置尿管要适当延长，估计膀胱收缩功能偏差。② 避免插管时损伤尿道及膀胱。在麻醉状态下，当膀胱充盈时，尿道也多扩张，此时插管不但便于插入，而且减小对尿道黏膜摩擦，同时膀胱扩张状态下不易被导管戳伤。③ 充盈膀胱便于术前做压腹排尿试验。术前麻醉状态下压腹排尿不畅，说明膀胱出口存在不同程度的梗阻，便于同术后压腹排尿试验对比。④ 充盈膀胱便于观察扩裂导管进入膀胱，做导管外口出水试验。⑤ 扩裂操作过程中可以稀释出血，从而预防出血成团，导致冲洗困难。⑥ 扩裂操作结束便于拔管后压腹排尿与术前对比。以上看似简单的充盈膀胱细节，却为扩开术带来了诸多便利。千万别小看充盈膀胱等细节，有时细节能决定成败。

61 前列腺扩裂导管如何准确定位？

扩开术操作中扩裂导管定位非常重要，如何做到准确定位呢？这就要看手术经验的积累情况了，最新研制的柱状水囊前列腺扩裂导管在内囊尾端的外侧 1.2 cm 处有一定位突起，也叫定位突。定位突就是在做扩开术时的一个重要标志。当将扩裂导管插入膀胱见有尿液从管口溢出，证实已插入膀胱，术者左手扶持导管体部，右手示指直肠指诊，在前列腺尖部触到水囊尾端外侧的定位突后，左手将导管向外牵拉 1～1.5 cm（大部分能感觉到定位突跨过外括约肌时的落空感），此时拇指即可在膜部外侧的球部尿道处触摸到定位突，此时向内囊注水至预注量，轻轻牵拉导管使内囊尾端贴近膜部内侧，继续向内囊注入续注量的生理盐水，能感到前列腺尖部内囊膨胀隆起，此时放开导管，触摸内囊尾端依然紧贴膜部内侧，定位突依然在膜部外侧，没有向膀胱内滑动，定位即结束，继续向外囊注水至 3 个大气压，完成扩裂全过程。实际上定位并不复杂，操作也非常简单，手术做多了，定位也就更准确了。为了便于初学者掌握定位方法，防止导管反复试插，笔者建议先将内囊注入适量生理盐水，使内囊直径约为 1.5 cm，将这个小内囊从颈口牵向前列腺尖部，当外牵导管有阻力时，定位突正好位于膜部外缘，达到一步到位的效果，特别对于直肠前壁肥厚在前列腺尖部摸不着定位突者更为合适。当然，也可在输尿管镜、彩超、X 线造影等辅助下定位，但笔者认为输尿管镜辅助定位既增加了患者负担，也容易损伤尿道黏膜，实无必要；彩超与 X 线引导定位增加污染机会，除研究需要外，一般情况下不必复杂化。

62 非保肛直肠癌患者术后能否做前列腺扩开术？

首先要询问病史，了解患者直肠癌手术前有无排尿困难或尿潴留，如果直肠癌术前就存在排尿困难，就要检查分析排尿困难是由前列腺增生引起，还是由直肠癌转移骶神经损害引起。如果直肠癌术后排尿困难，要分析是否手术损伤骶神经导致的神经源性膀胱。如果已确定是前列腺增生所致，也应进一步了解直肠癌术后有无前列腺或尿道的癌转移，以及下尿路有无并发狭窄。确定适合扩开术后，在做前列腺扩开术时，由于肛门已封闭，在定位时建议小内囊牵拉定位，即将小内囊预注适量水后，从颈口向前列腺尖部牵拉，当遇到阻力牵不动时，刚好在球部能触摸到定位突，如果在球部触摸不到定位突，可将内囊水再放出少许，向外牵拉导管，即可在球部摸及定位突，然后即可继续完成余下手术操作。

63 前列腺扩开术如进行盲扩，应注意什么？

为了确保前列腺扩开术的安全，笔者建议初学者最好在电切镜辅助下做扩开术，一是便于积累经验，二是可以观察扩开效果，三是利于彻底止血，确保手术顺利进行。对于身体条件比较好、基础疾病比较少、前列腺比较小、心理素质比较高者，在经验比较丰富的医师指导下，完全可以盲扩（无电切镜辅助）。手术最好采用硬脊膜外阻滞麻醉，便于扩开术后应用硬膜外镇痛泵术后止痛，防止因疼痛导致的膀胱痉挛、出血、堵管。手术插管时建议先用 F26 号尿道探子扩张尿道，这样有利于导管插入。如果插管困难，建议放置金属内芯后插管，更有利于导管前端改变方向，顺尿道弯曲进入膀胱。放置金属内芯后，扩裂导管一定要弯成尿道探子的形状，当插入导管遇到阻力时，应稍稍退出后改变方向重新试插，一般盲插成功率可达 99%。插管过程中一是注意充分润滑；二是循序渐进，切忌粗暴。拔除扩裂导管后，一定要将膀胱内血块冲洗干净后再接引流袋。盲扩术后建议采用进水比较快的三腔导管冲洗膀胱，从而确保冲洗通畅。如冲洗颜色较红，可牵拉气囊尿管将大水囊封堵住膀胱颈口，将前列腺窝与膀胱腔人为分隔开，防止前列腺窝内血液进入膀胱腔。如果是冬季做扩开术，要求冲洗液温度为 37 ℃左右，一是有利于提高创面凝血酶的活性，二是防止膀胱因冷水冲洗诱发膀胱痉挛。盲扩术后严密观察冲洗液颜色，及时调整冲洗速度，预防膀胱血块填塞。

64 前列腺扩开术操作应掌握哪些关键点？

做好前列腺扩开术除正常选择适应证外，重点就是技术操作了。技术操作的关键点有以下几个方面：① 选择合适的扩裂导管，一定要做到因人而异，审时度势，灵活机动。② 保证扩裂导管顺利插入至膀胱，如果不能插入，要分析原因，寻找解决问题的方法。插管切忌插入假道。③ 定位准确，主要取决于内囊所在前列腺尿道段的位置，既不能贴近颈口，又不能突入外括约肌。前者易导致水囊内滑，后者易导致外括约肌损伤或部分损伤。④ 外囊注水过程中，随压力增加，外囊囊尾逐渐离开膜部 0.8～1.0 cm（囊尾与括约肌之间出现一指尖间隙）。如果外囊尚未上升到 2 个大气压就已远离膜部，说明外囊内滑太快、太早，容易导致前列腺扩不开或扩开不充分，原因是导管牵引力度不够；如果外囊已上升到 3 个大气压，其囊尾尚未离开膜部，说明牵拉导管力度太大，术后发生短暂尿失禁的概率较高。外囊这一位置的动态变化过程非常重要，不容小觑。⑤ 内外囊注水过程中一定要稳，注水速度切忌过快，否则导致水囊瞬间压力过高，出现水囊限制层爆裂（水囊压力迅即下降，并可闻及沉闷响声）。⑥ 如果采用电切镜辅助做扩开术，电切镜操作一定要轻柔，切忌暴力插镜，以防尿道黏膜损伤，继发尿道狭窄。换插三腔导管前，一定要严密止血，将膀胱内组织与血块冲洗干净，防止术后堵管导致膀胱痉挛、出血、膀胱填塞等。⑦ 术后保证充分有效的膀胱冲洗，切忌仅重视手术过程，而忽视术后管理。

65 前列腺扩开术中出现水囊破裂如何处理？

前列腺扩开术中内囊或外囊破裂的情况偶有发现，大多为助手向内、外囊注水速度过快或压力过高所致。水囊破裂大多为水囊的限制层锁边线崩开，此时表现为水囊压力迅速下降，同时听到炸裂声。如果向内囊充水时出现破裂，定位尚未完成，应将内囊水抽净，拔出导管，换一新导管，经尿道插入膀胱，重新定位。如果是外囊破裂，观察破裂前外囊压力是否已稳定在 3 个大气压，如果已稳定在 3 个大气压，即可结束手术，用电切镜观察扩开效果。如果尚未达到 3 个大气压水囊突然破裂，分别将内外囊抽净后拔出导管，重新换一新的同型号导管插入膀胱，重新定位、扩裂。但要注意，水囊限制层爆裂后，由于水囊外形变化与尿道挤压作用，出水孔有可能被水囊壁贴堵住，使水囊难以抽净，导致扩裂导管拔除困难。此时不要紧张，要慢慢牵拉导管，慢慢让水流出，然后再拔管。如果水囊内的水一点都流不出，可用针灸针或腰麻针经会阴或耻骨后间隙刺破水囊，然后再行拔除，切忌硬拔而损伤尿道。

66 前列腺扩开术中出现阴茎或阴囊肿胀说明什么？

在扩开术中，如果突然出现阴茎或阴囊肿胀，提示前尿道有损伤，其损伤原因一是插入扩裂导管时或插入电切镜时，尿道破裂或断裂，引起尿道周围血肿和尿外渗。尿道球部损伤时，血液及尿液先渗入会阴浅筋膜包绕的会阴浅袋内，引起阴囊肿胀、青紫、瘀斑，若继续发展，可沿会阴浅筋膜蔓延，使会阴、阴茎肿胀，并可沿腹壁浅筋膜深层向上蔓延至腹壁。尿道阴茎部破裂时，若阴茎深筋膜完整，尿外渗及血肿限于阴茎深筋膜内，表现为阴茎肿胀。如果阴茎深筋膜同时破裂，尿外渗分布范围将扩大至阴囊。如果术中发现前尿道损伤，应立刻停止前列腺扩开术，如气囊尿管能插入，可留置导尿管引流 2 周。如导尿管插入困难，应立即行清创、止血，用可吸收线缝合尿道裂口，留置导尿管 3~4 周。如尿道破裂、断裂引起严重尿外渗时，应尽早行尿外渗部位多处切开，放置多孔橡皮管行皮下引流。常规行耻骨上膀胱造瘘，3 个月后再修补尿道。笔者认为，如果患者尿道狭窄或尿道生理性偏细（尿道腔＜24F），电切镜或扩裂导管插入困难者，千万不要勉强做前列腺扩开术，避免暴力插管、插镜导致尿道损伤。电切镜插入时一定要内置入闭孔器，镜鞘多涂润滑剂，防止插成假道及尿道黏膜挫伤、撕脱伤等。

67 前列腺两侧叶不对称性增生如何做前列腺扩开术？

前列腺两侧叶不对称性增生，使后尿道呈 C 形或反 C 形及 S 形、反 S 形，导致后尿道不但狭窄，而且弯曲。膀胱出口梗阻程度往往偏重。此种情况如不做预切处理（预切除突入尿道腔的部分增生组织，使之变成接近于对侧叶对称的矢状平面），一是不利于插管；二是容易插成假道；三是容易损伤出血；四是扩裂方向不易掌控。但是，在做预切处理时，挤压尿道腔的前列腺组织也不宜预切除过多，如果预切除过多，后尿道腔隙明显变大，在行前列腺扩裂时，水囊向四周的推挤扩张力变小，也会发生扩开不充分或扩不开的情况。笔者体会到如果预切除前列腺过多，扩裂导管要选择大一号或大两号的，从而确保扩开效果。对于不对称的前列腺增生，电切镜辅助手术非常必要，一是可以辅助疏通插管通道，避免插管导致的尿道损伤；二是观察扩开效果；三是辅助电凝止血，确保手术安全。对于不对称性增生，电切镜辅助下做 12 点方位预切一沟非常有益，人为制造 12 点方位薄弱处，可避免 6 点方位不规则裂开。扩开术后镜下观察如果前列腺段尿道依然弯曲者，尽量将突向尿道腔的前列腺进一步切除修整，从而确保远期疗效。

68 前列腺扩裂导管牵拉定位时无落空感怎么办？

扩裂导管向外牵拉定位过程中，当定位突从膜部由内向膜部外跨越时，术者多能感到定位突移出外括约肌的落空感，但也有部分患者的尿道外括约肌比较松弛（一是麻醉作用充分，二是尿道外括约肌本身比较松弛），牵拉扩裂导管时无落空感。碰到此种情况，可采用双指定位，即示指放入直肠的前列腺尖部，拇指放在会阴球部尿道处，当定位突拉到前列腺尖部时，拇指尖部在球部尿道处抵住扩裂导管侧壁或后壁，当继续牵拉导管时可非常容易且很快在球部尿道触及定位突。另外，也可采取小内囊牵拉定位法进行定位，也就是先将内囊注入一定量的水（可体外试验注水量），使内囊直径约为 1.5 cm，然后将小内囊从颈口牵至前列腺窝内，当导管牵拉有阻力时，正好内囊囊尾已贴近膜部内缘，定位突正好位于膜部外缘之球部尿道处。而且有的定位突做得偏小，也会出现无落空感。总之，扩裂手术做得多了，导管定位也显得简单、容易了。

69 前列腺扩开术向外囊注水时牵拉导管的力度有多大？

在前列腺扩开术中，当向外囊注水时，由于膀胱内的部分外囊首先膨胀，随着外囊压力的不断加大，颈口处外囊最初呈细腰状，逐渐增粗，并渐渐地最大化，外囊的这一演变是一动态的从形变到力变的转化过程。在这一过程中，如果不牵拉扩裂导管，就会导致外囊过快向膀胱内滑动，从而影响扩裂效果。那么在向外囊注水时牵拉导管的力度有多大呢？这个问题真的不好用确切的数据来表示，有的医生说是 5 kg 的力，有的说是 7 kg 的力。就像问手术医师将缝合线打结，左手力度和右手力度分别需要多大一样，既要把结打紧，又不能打断，最后手术做得多了，打结次数多了，也就不再追问用多大的力度了。同样用手术刀切开皮肤一样，到底用多大的力能正好切到所要切开的深度，有时也不好准确回答。总之，扩开术做得多了，体会也就深了，牵拉力度也就合适了。但要注意，前列腺越小，外囊注水时，牵拉导管的力越大；前列腺尿道段越长，牵拉导管的力越小。牵拉导管的力度，要根据外囊囊尾离开膜部内侧的速度与距离而调整，如果外囊压力上升到 2 个大气压了，外囊囊尾依然紧贴膜内侧，此时要放开牵引；如果不到 2 个大气压，外囊囊尾已离开膜内侧一指多了，那就要用力牵拉住导管，防止向膀胱内滑入过多。最恰当的牵拉力度是外囊压力上升到 3 个大气压时，外囊囊尾正好离开膜部内侧一指尖（约 1 cm）。

70 前列腺扩开术中出血的原因有哪些？

行前列腺扩开术时如果扩裂导管插管顺利、定位准确，同时是在前列腺尿道腔内扩开，一般情况下出血不算太多。笔者结合多年手术经验体会到，扩开术中出血的原因有以下几种：① 尿道损伤出血。比如在插管或插电切镜过程中，操作不熟练，过度使用暴力，导致假道形成并出血，如果导管进入假道内进行扩开操作，将会导致大出血，可发生会阴、阴囊、阴茎瘀血肿胀；如果导管穿过前列腺中叶或侧叶（好发于不对称性增生）及被膜下，扩开后不但会大出血，还会导致尿外渗。② 前列腺扩裂过于充分。如果前列腺偏小而选管过大，可使前列腺尿道腔多处裂开，并见前列腺组织类似不规则撕裂伤，前列腺有不少血管暴露或断裂，出血比较凶猛。③ 5 点与 7 点处裂开出血。前列腺动脉位于 5 点、7 点方位，如 5 点、7 点方位被裂开，肯定出血增多，因此为了避免 5 点、7 点方位被裂开，扩裂前先在 12 点方位预切一刀，人为制造 12 点方位薄弱处，从而降低 5 点、7 点位置裂开的概率。④ 前列腺包膜外静脉窦出血。前列腺被裂开后，包膜外脂肪层的静脉窦被暴露，由于静脉窦极薄，且缺乏弹力层，极易被撕裂破损出血，有时试图电凝止血，但不易奏效，有甚者越电凝越出血，最后还得用三腔大气囊导管压迫止血，并保持冲洗通畅。⑤ 尿道黏膜下血管怒张出血或尿道黏膜血管瘤出血，可采用电极电凝止血。

71 电切镜辅助下行前列腺扩开术应注意什么？

电切镜辅助下行前列腺扩开术是近几年来比较推崇的技术，具有术前可以明确前列腺尿道形态、颈口大小、后唇抬高程度、精阜与颈口距离长短、膀胱小梁化与憩室化程度、有无合并膀胱肿瘤及结石等优点，同时也有助于观察前列腺被裂开的宽度、裂开面有无出血及裂开创面止血。对于颈口后唇明显抬高，扩裂导管插入困难者，可放置导丝引导插管。对于不规则增生可先行预处理，有利于顺利插管。为了避免 6 点方位裂开，先在颈口 12 点方位预切开至前列腺包膜，是电切镜辅助扩开术应用最多的一项操作，为前列腺精准定向扩开提供了保障。另外，对于前列腺需要同时活检者、前列腺增生合并膀胱非肌层浸润性肿瘤者、输尿管囊肿者、膀胱结石者等均可同期手术，既节省了分次住院手术的费用，又减轻了患者的痛苦。但电切镜辅助下行扩开术也应注意以下几点：① 如果电切镜外鞘较粗（一般 26F～27F），而尿道偏细，电切镜应去掉外鞘，仅用内鞘置入膀胱，避免损伤尿道黏膜。② 扩开术后用电切镜观察止血时，由于前列腺包膜已被裂开，因此膀胱灌注压不能太大，防止尿外渗发生。③ 对于前列腺较大，电切镜仅用内鞘插入者，如果视野不清晰，建议膀胱造瘘后再行操作。④ 充分电凝止血，切除突向尿道腔的活瓣样组织，防止术后下尿路梗阻。⑤ 如果同时处理膀胱肿瘤、结石、输尿囊肿、明显突入膀胱的前列腺等，原则上前列腺扩开术放在最后进行。⑥ 如扩开术后镜下观察 6 点方位裂开，在电凝止血时切忌烧灼时间太长，防止直肠前壁热损伤导致的迟发性肠瘘，同时避免性神经灼伤等。⑦ 裂开面的脂肪层内出血，少用电凝止血，避免脂肪层静脉窦电凝后出血加重，可采用大气囊尿管压迫止血。

72 前列腺向膀胱内突出时，行前列腺扩开术要注意什么？

解剖学上，Chia 等提出前列腺向膀胱内突出部分（IPP）可以分为三级，以 5 mm 和 10 mm 为分界，研究发现突出程度和膀胱出口梗阻（BOO）的严重程度呈正相关。国内也有 206 例 IPP 的研究，按照突出 10 mm 分两个组别，发现 IPP 超过 10mm 者发生急性尿潴留（AUR）和膀胱逼尿肌收缩力下降，进一步明确了 IPP 对膀胱出口梗阻产生重大影响，并且应用 5α-还原酶抑制剂（非那雄胺）和 α-受体阻滞剂（多沙唑嗪）联合使用并不能显著降低 IPP 的程度，对 IPP 造成的膀胱出口梗阻作用有限，从而说明 IPP 必须依赖手术才能解决膀胱出口梗阻。如果彩超或 CT、MR 等报告 IPP，单纯前列腺盲扩不一定能够彻底解决膀胱出口梗阻。如做前列腺扩开术，必须依赖电切镜辅助切除突出至膀胱内的前列腺组织，再行前列腺扩开术。有的同仁经常问道，是先切突到膀胱内的增生再扩前列腺窝内的前列腺，还是先扩前列腺窝内的前列腺再切突出到膀胱内的前列腺，这要看是中叶还是侧叶向膀胱内突出。如若中叶增生向膀胱内突出，往往颈口后唇抬高明显，可导致扩裂导管插入困难，同时中叶与两侧叶之间容易形成比较深的叶间沟，此种情况建议先切除一部分中叶组织，一是让颈口后唇变低平，二是让叶间沟消失（叶间沟是比较容易裂开的地方，裂开后基底部出血不易被发现，易导致术后继发出血）。如若是侧叶突向膀胱内，一般不影响插管，先切后扩或先扩后切均可以，笔者更主张先切后扩，因为扩开前手术视野比较清晰；但如果扩完后再切，则要注意膀胱灌注压不要太高，防止包膜外脂肪间隙水吸收。

73 对小体积前列腺增生患者行前列腺扩开术为什么要谨慎？

前列腺体积小及腺体包膜外扩容空间更大，似乎是扩开术的强适应证，但小体积前列腺做扩开术更要谨慎。原因有以下几点：① 前列腺虽小，但膀胱出口梗阻程度不一定小。小体积前列腺与大体积前列腺同样都可以出现严重排尿困难或尿潴留，小体积前列腺往往质地坚韧，其形变范围小，尿道可扩张范围小，对尿道的压迫作用更明显。因此，在扩开术时更要认真，彻底把尿道压给降下来。② 小体积前列腺除考虑膀胱出口梗阻外，要细致分析非梗阻因素是否存在。如果存在非梗阻因素，由于小体积前列腺扩开更充分，术后容易并发压力性尿失禁或混合性尿失禁。③ 小体积前列腺由于上下径较短，内囊的固定作用较弱，外囊注水过程中，更容易内滑入膀胱，有时不易被扩开，术中需注意导管牵拉力度。④ 小体积前列腺更容易不规则裂开。由于小体积前列腺之尿道四周壁都不厚，在进行扩裂过程中，很容易呈花瓣状裂开，一是出血多，二是影响控尿及正向射精。为此，小体积前列腺在行扩开术前更应在颈口 12 点方位预切一沟，深到包膜，人为制造薄弱处，确保

12 点方位定向裂开。⑤ 小体积前列腺选择扩裂导管不宜太大，因为内囊在小体积前列腺窝内容不下，在定位时部分内囊前端可能已进入膀胱内，向内囊注水过程中不易固定内囊，即使牵拉力较大，都牵不住滑动的内囊。

74 对大体积前列腺增生患者行前列腺扩开术应注意什么？

目前，大体积前列腺增生的标准不一，有的专家认为大于 80 mL，也有的专家认为大于 100 mL，还有的专家认为大于 120 mL。总之，前列腺越大，相对血供越丰富，对于大体积前列腺增生来说，依据扩容理念，行前列腺扩开术时前列腺越大，越不是扩开术的强适应证，因为大体积前列腺自身已占据前列腺包膜内及部分膀胱腔很大的空间，实际上前列腺包膜外的空间也有一定的局限性，即便是前列腺包膜已扩开，但裂开处两侧的前列腺组织向两侧位移也非常有限，因此对大体积前列腺增生行扩开术，其远期疗效从理论上讲不会优于小体积前列腺增生。另外，大体积前列腺所引起的下尿路梗阻，其中前列腺静力因素所占比例较高，前列腺动力因素所占比例偏低，而前列腺扩开术重点解决的是前列腺动力因素性梗阻，因此，不宜选择较大体积的前列腺行扩开术。那么什么情况下选择对大体积前列腺行扩开术呢？笔者认为，对于不能耐受电切或激光手术，临床预期寿命不长者，为了短期内解决排尿，而又不同意行永久保留导尿或膀胱造瘘者，在充分与患者及其家属沟通，请麻醉科、内科或老年科等会诊后，再决定行扩开术。大体积前列腺增生比小体积前列腺增生易出血，因此手术操作更要谨慎，避免副损伤，严密止血，在确保手术安全的前提下，尽量缩短手术时间，降低手术风险。对于 80~120 mL 的大体积前列腺增生做扩开术，建议在电切镜辅助下手术，也即所谓的杂交手术，目的是利用各自的长处来弥补各自的短处，达到快速降低尿道压之目的。在能解决排尿的原则下，电切只是辅助作用，比如修整挤压尿道的突出部分及活瓣样组织，严密止血，确保手术安全，尽量不要过多地切除前列腺。另外，扩开术后继续服用非那雄胺，从而抑制前列腺血管内皮细胞生长，起到缩小前列腺体积、预防裂开面继发性出血等作用。对大体积前列腺增生，还要注意排除前列腺癌、前列腺肉瘤、急性前列腺炎等。

75 前列腺扩开术会不会对前列腺周围组织造成损伤？

几十年来通过对水囊不断创新改进，柱状水囊的设计更趋于合理化、规范化，在正常情况下，一般不会导致前列腺周围组织损伤。但如果手术操作不熟练，加上粗暴插管，也可导致直肠损伤、膀胱损伤、阴茎与阴囊损伤、精囊与输精管损伤等，因此，做扩开术时一定要了解尿道的弯曲程度，熟悉前列腺的大小及尿道腔狭窄程度。如果后尿道弯曲，最好先放置导丝，在导丝引导下将导管插入膀胱，如插管时阻力较大，要稍退导管，然后重新试插，或在一手示指引导下插管。尿道插成假道，多数是在后尿道之后壁，当感到有阻力时，切忌继续粗暴用力，防止更严重的损伤出现。有时球部尿道比较宽大，而膜部尿道非常狭小，此时最容易插成假道，建议用26F尿道扩张器先扩张膜部尿道，让膜部尿道松弛，这样非常有利于顺利插管。另外，也可将金属内芯放入扩裂导管内，并将导管前端弯成尿道探子的形状，当将扩裂导管插至球部尿道时，下压导管尾部，使导管前端顺尿道弯曲进入膀胱，但插入过程中也要轻柔，避免暴力插管。如采用电切镜辅助扩开术，建议在直视下进镜，顺尿道腔走向循序插入，如果外鞘太粗，可单纯采用内鞘插入观察、预处理或止血，切不可硬行插入电切镜，否则造成尿道黏膜严重挫伤或裂伤、切割伤。对于尿道腔生理性或病理性狭窄者，不推荐行前列腺扩开术，建议采用肾镜下或输尿管镜下激光治疗。

76 前列腺6点方位被扩开会影响排尿效果吗？为何要尽量避免6点方位被扩开？

经尿道前列腺扩开术是通过柱状水囊不断加大容积而产生的外力，作用于环状的前列腺段尿道，通过机械能使前列腺组织及包膜沿纵向裂开，从而达到降低尿道压、解除膀胱出口梗阻之目的。因此，不论12点方位裂开还是6点方位裂开，同样都能达到应有的效果。而临床中为什么又要尽量避免6点方位裂开呢？这是因为6点位裂开后，裂开面离前列腺动脉比较近，血供更丰富，相比12点方位裂开，6点方位裂开更容易出血。6点方位裂开后，在电凝止血时更容易损伤直肠前壁，甚至导致迟发性肠瘘等。另外，射精管开口于尿道后壁，如果裂开组织影响到精阜周围高压射精区，术后逆行射精的发生概率偏高。6点方位裂开后在电凝止血时也可以通过热传导波及性神经，引起阴茎勃起功能障碍。因此，对于前列腺增生中年患者，以及强烈要求保留性功能的中老年患者，更要尽量避免6点方位裂开。

77 前列腺扩开术对尿道外括约肌有何影响？

扩开术保护外括约肌之目的就是预防尿失禁，尿道外括约肌解剖结构较为复杂，临床中所指的尿道外括肌实际上就是尿道的横纹肌括约肌，包括前列腺横纹肌括约肌、膜部尿道横纹肌括约肌及尿道周围横纹肌括约肌3个部分。前列腺横纹肌括约肌位于前列腺近段的前面、两侧面及膀胱颈的后外面。膜部尿道横纹肌括约肌位于膜部尿道周围，长约2 cm，厚度约0.6 cm，其肌纤维呈环状分布，上面与前列腺横纹肌括约肌连接，下面止于尿道球部，它在抗尿失禁方面起到最重要的作用，与周围的会阴深横肌共同担负着主要控尿功能。而尿道周围横纹肌括约肌是由耻骨尾骨肌的中间部分组成，受阴部神经支配。结合尿道外括约肌的解剖特点可以看出，前列腺扩开术必然影响到前列腺横纹肌括约肌，这一部分是无法保护的，因为前列腺的前壁裂开后，其外面的横纹肌括约肌必然被波及，好在前列腺横纹肌括约肌的控尿作用所占比例较低，影响不大。扩开术操作过程中，如果牵拉导管过于用力，可能有少许外囊囊尾突入膜部，此时就有可能影响到膜部尿道横纹肌括约肌，也就会影响到主要控尿功能，为了避免对膜部尿道横纹肌括约肌的影响，外囊注水时导管不要牵拉过紧，同时让外囊随压力增加渐渐离开膜部尿道，尽量避免尿失禁发生。

78 前列腺扩开术如何有利于12点方位裂开？

扩开术在12点方位裂开，正是前列腺扩开术的理想扩开位置，因为此位置裂开后，一是裂开部位离前列腺动脉走行区较远，相对出血较少；二是此部位是天然自身解剖薄弱处，更利于裂开；三是保护前列腺尿道后壁精阜周围高压射精区免受损伤，不容易发生逆行射精；四是避免6点方位裂开向两侧位移伤及性神经，从而预防扩开术后影响勃起功能。如今在电切镜的辅助下行扩开术，多主张先在12点方位的后尿道前唇处预切一沟，人为制造12点薄弱处，更加有利于12点方位裂开。笔者认为，12点方位预切一沟对扩开术能达到事半功倍之效果。关于12点方位预切开的优点，已被广大泌尿外科医师认可，至于切多长、多深、多宽，目前仍不统一。关于预切长度，笔者认为，从颈口至精阜，切开内侧1/2~2/3即可；深度达外科包膜或接近外科包膜；宽度为0.5~0.7 cm，也就是一个电切环宽度稍多一点即可。笔者不主张采用针状电极做12点方位预切开，一是不好看清深度，二是不便于切开的基底部彻底止血。对于中叶与侧叶之间有叶间沟者或中叶无增生者，往往5点、7点处或6点处呈现锐角形状，此锐角处也是较易裂开的部位，扩开术操作前一定要做预处理，让锐角变成钝角，从而尽量避免后壁裂开。

另外，扩开导管尽量朝后下方向牵拉，使水囊对后尿道前壁的作用力相对大些，有助于 12 点方位裂开。

79 如何判断前列腺扩开术的扩开效果是否充分？

前列腺扩开术中如何判断扩开效果，是手术医师术中对扩开术的一个感悟过程。一个有经验的泌尿外科医师做完扩开术，不拔管就应该能够判断出扩开效果及前列腺是否扩开。这需要医师在手术操作过程中通过观察内囊定位、外囊的大小变化与位置变化节点，初步判断扩开状况。对于初学扩开术的医师来说，判断扩开效果主要依据以下两点：① 膀胱充盈状态下扩开术前与术后压腹排尿试验对比，可检验麻醉下尿道通畅程度，从而间接评估扩开效果。② 电切镜观察。一是观察前列腺裂开面有无包膜外脂肪；二是观察裂开处前列腺组织向两侧的推移程度，一般情况下最佳推移是右侧 9 点方位顺时针方向至 3 点方位，如果裂开推移角度越小，说明扩开效果不充分；三是观察后尿道腔隙变化，如果后尿道腔隙变得比较宽大，说明扩开效果不错；四是观察裂开长度，如果从颈口至尖部全部裂开，效果毋庸置疑。如果仅裂开膀胱颈口处，远期效果不会太好。

80 前列腺扩开术中压腹排尿与真实排尿一样吗？

术中压腹排尿是在麻醉状态下重点检验前列腺尿道段的梗阻程度，它不是膀胱自身收缩引起的排尿，是通过腹外压力传递至膀胱引起的压力排尿，在同样腹外压力下，前列腺尿道梗阻越重，尿线越细越短。而真实的排尿就不同了，当膀胱充盈时，逼尿肌被拉长到最佳收缩状态，在大脑皮层逼尿肌区的作用下，逼尿肌神经中枢兴奋，通过丘脑、基底节、下丘脑、脑干网状结构、脊髓、盆神经及交感、副交感神经等复杂的神经网络，促使逼尿肌收缩、尿道平滑肌松弛及尿道外括约肌松弛，从而完成正常排尿。它是依靠膀胱逼尿肌自身收缩力与外括约肌所支配的相关神经，以及尿道闭合压（与梗阻程度呈正相关）相互协同来完成排尿。因此，术中压腹排尿通畅，并不代表术后就能保证正常排尿，除尿道梗阻因素外，膀胱收缩功能正常与否，以及支配整个排尿的神经系统是否协同等，均可影响正常排尿。前列腺扩开术主要解决膀胱出口梗阻，不能解决非梗阻因素所致的排尿困难。如果扩开术中压腹排尿非常通畅，但术后一直不能恢复正常排尿（排尿依然困难），要注意排除膀胱及神经系统问题。对于高龄、高危的 BPH 患者，更要注意排除有无膀胱老化与神经源性膀胱并存。

81 镜下观察裂开面未见脂肪组织是否影响手术效果？

扩开术后如果镜下观察裂开面未见脂肪组织，首先要分析是否真的未看到脂肪组织，一般情况下，只要是固有包膜裂开了，特别是 12 点方位裂开，肯定能够看到脂肪组织，由于前列腺是倒栗子形状，越是靠近前列腺尖部包膜裂开，裂开处看到的脂肪组织越明显，越是靠近前列腺底部也就是膀胱颈部，往往看到的多是肌纤维样组织，而在条状肌纤维组织间隙中隐约看到部分脂肪组织，当将镜子向外拉出时多可在前列腺体部及尖部看到脂肪组织。如果清除裂开面的附着血膜后，依然看不到脂肪组织，说明水囊裂开力度不够，原因有以下几点：① 扩张过程中，水囊很快滑入膀胱，仅裂开颈口处黏膜及黏膜下组织或部分前列腺组织，外部包膜没有被裂开。② 选管太小导致水囊直径相对较小，达不到裂开包膜之力度。③ 前列腺腺体较大，水囊大小不足以扩开腺体与包膜，所以尽量不选体积特别大的前列腺做扩开术。

鉴于以上，如果镜下观察体部及尖部裂开面都未见脂肪，至少就会影响远期效果，因为包膜未裂开，从而影响后尿道弹性恢复，不利于长久维持后尿道低压状态。另外，当镜下观察裂开面未见脂肪组织时，可观察裂开处前列腺组织是否向两侧位移，如果仅是裂隙状扩开位移（＜60°），一般达不到手术效果。但笔者认为，并不是看到的裂开面脂肪组织越多越好，甚至下垂于尿道腔，这样并不利于裂开面上皮修复愈合；同时，术后导尿管堵塞容易促发尿外渗发生之可能。总之，扩开术要掌握一个度，既不能过犹，也不能不及，只有操作熟练了、经验丰富了，扩开术也就可以灵活应用了。

82 男性膀胱颈纤维化在做前列腺扩开术中应注意什么？

膀胱颈纤维化又称膀胱颈纤维性挛缩，也是中老年男性的常见疾病，多继发于慢性炎症。病理表现为膀胱颈部有弹性的平滑肌被纤维结缔组织代替。当膀胱颈纤维化后，后尿道及膀胱三角区收缩变短，颈部向尿道腔内方向收缩，形成坚硬环形狭窄，膀胱颈后唇抬高，从而引起梗阻。男性膀胱颈纤维化有时很难与小体积前列腺引起的梗阻相鉴别，但两者的治疗有些类似。但膀胱颈纤维化由于组织坚硬质韧，有时比单纯前列腺扩开术更不易被扩开。目前在临床工作中，多主张先在 12 点方位做预切开，更利于此部位裂开，同时也可避免在 5 点、7 点方位裂开，减少 5 点、7 点方位裂开所致的出血多、损伤性神经等并发症。膀胱颈纤维化患者行扩开术，远期效果明显优于膀胱颈单纯切开术及 TURP。膀胱颈纤维化患者行扩开术后除局部点状电凝止血外，尽量不要在膀胱颈进行广泛而散在的电凝烧灼处理，因为热损伤容易导致瘢痕化，从而继发再次挛缩与狭窄。如果扩开后没有活动性出血，仅是渗血，可用大气囊尿管稍压即可，大气囊放在颈口的膀胱侧后稍做牵引，人为地利用大气囊将前列腺窝与膀胱腔分隔开，这样前列腺窝内渗血慢慢地就止住了。

83 前列腺扩开术有无出现尿外渗之可能？

老年前列腺的被膜由 3 层构成，由内向外分别是外科包膜（是前列腺外腺组织被挤压向周围移位，受压形成一薄的肌纤维腺性组织）、前列腺固有包膜（是由纤维组织和平滑肌构成的一层致密而坚韧的包膜）、前列腺筋膜（来源于直肠膀胱之间的盆筋膜，紧贴在前列腺的前面和侧面，含有丰富的静脉和疏松结缔组织，上方与膀胱筋膜相延续）。前列腺扩开术实际上就是把前列腺的外科包膜及前列腺的固有包膜裂开，进入前列腺比较舒松的筋膜层面。由此可知，扩开术后，理论上尿液可经过裂开处进入前列腺筋膜间隙，形成所谓的尿外渗。但在扩开术中为什么真实出现尿外渗者又很少呢？这是因为前列腺扩开术后，很快就更换为一个三腔导管，水囊又封堵在膀胱颈口处，前列腺窝内尿液并不多，并且裂开面往往被渗出的纤维蛋白样血膜所黏附、封闭，尿液不容易渗漏至前列腺周围的疏松间隙，随着保留导尿及排尿通畅，裂开面渐渐上皮化修复愈合。

但是，扩开术在下列情况下也可发生尿外渗：① 扩开术后电切镜观察止血或修整时，冲洗液压力过高，且操作时间较长，可导致膀胱前列腺周围外渗。② 术后三腔导管引流不畅或堵管，膀胱内压力过高，也可导致尿外渗。③ 选择扩裂导管型号过大，导致前列腺尖部断裂或前列腺广泛碎裂，如果三腔导管的水囊没有封堵住颈口，则会发生尿外渗。④ 如果扩开术损伤盆底筋膜、腹膜，尿液也可渗漏至盆腔、腹腔。因此，扩开术后应密切观察膀胱冲洗引流是否通畅，如果出现腹胀、引流不畅，应采用床边 B 超进一步检查，排除有无尿外渗发生。

84 前列腺扩开术中拔除扩裂导管后压腹排尿不畅的原因有哪些？

如果选择大小合适的前列腺、定位等操作正确，扩开术中拔除扩裂导管后压腹排尿（膀胱充盈状态下）大多通畅，但若不能排尿应分析有无以下几种原因：① 确实没有扩开或裂开不充分。比如选管小、定位不准导致水囊内滑、前列腺尿道腔径太大等。② 前列腺尿道弯曲。虽然 12 点方位已裂开，但由于前列腺不规则增生，导致后尿道腔弯曲，流出道阻力仍较大。③ 前列腺裂开后前列腺组织或下垂的脂肪组织突入尿道腔内，形成活瓣，堵塞流出道。④ 合并膀胱大憩室或膀胱容量过大，压腹时尿液流出尿道的压力较低。⑤ 尿道梗阻点不在前列腺段。有的患者尿道梗阻点偏向颈口，有的患者偏向前列腺尖部或膜部尿道，如果裂开的范围太短，则会影响压腹排尿效果。⑥ 血块堵塞。这是扩开术后压腹排尿不畅的常见原因。

如果扩开术中拔除扩裂导管后压腹排尿不畅，必须要用电切镜观察并查找原因，并根据不同原因做相应处理，从而确保尿道通畅无阻之效果。

85 如果第一次前列腺扩开术没有扩开，能否再行第二次扩开术？

如果第一次扩开术没有扩开，要结合前列腺大小、质地、前列腺尿道腔周长、前列腺与膜部距离、膀胱颈口宽窄等情况做出分析，根据不同原因来决定是否再行第二次扩开术。比如，前列腺较小（ < 15 mL，上下径 < 1.5 cm），而且颈口又很大，再做前列腺扩开术的定位操作就比较困难，前列腺窝就不足以容纳内囊，定位难以成功，此种情况一是分析有无下尿路梗阻，如有梗阻，就要分析梗阻点是否位于前列腺段；还有一种情况是前列腺太大，或前列腺尿道腔周边合计长度大于 12 cm，即使选用最大型号的导管，都不足以扩开前列腺，应果断改行其他前列腺手术方式。但对于第一次定位不准确或外囊注水过程中未能牵拉导管导致内滑者，完全可以进行第二次扩开。

第五节　术后管理

86 前列腺扩开术后拔除导尿管排尿时为何会出现尿频、尿急？

前列腺扩开术后拔除导尿管排尿时出现尿频、尿急，与以下因素有关：① 尿道痉挛。裂开面尚未愈合，仍处在自身修复期，当尿液局部刺激，通过神经反射而引起尿频、尿急。② 炎症。BPH 在扩开术前大多合并下尿路感染，故炎症刺激也可引起尿频、尿急。③ 扩开术后近期尿道充血水肿。扩开术中反复插镜、插管，尿道黏膜充血水肿、渗出、出血均有可能，从而出现尿频、尿急。④ 术前膀胱容量偏小。⑤ 合并各种膀胱炎。⑥ 合并前列腺结石、前列腺炎。⑦ 合并 OAB。⑧ 合并神经源性膀胱。⑨ 精神神经因素等。

87 前列腺扩开术后裂开面多久能愈合？

前列腺扩开术后有关裂开面的愈合时间尚未见报道，主要原因是术后随访裂开面愈合情况需要定期做膀胱镜检查，毕竟是有创复查，产生医疗费用暂不讲，关键是多数患者不愿做过多的有创检查，从而导致此项研究一直处于空白。但从理论上分析，扩开术由于是通过机械能将组织及包膜裂开，不存在 TURP、激光等手术所致的广泛性创面热损伤，裂开面的愈合修复时间肯定短于 TURP、激光等手术。

按照上皮与组织致伤原因，扩开术所致尿道损伤属于机械物理损伤，而TURP 与激光前列腺手术所致尿道损伤属于电源损伤或热损伤。而影响上皮修复愈合的一个重要因素，就是局部组织缺血、缺氧。TURP 与激光手术后由于创面基底部毛细血管闭塞至少 2 mm 左右，导致创面血流量明显下降，局部处于缺血缺氧状态，上皮细胞再生所需的营养供应不足，从而阻碍了创面的愈合。而前列腺扩开术后对裂开面组织血供的影响则甚小，有利于下尿路上皮有丝分裂、爬行再生、伸展和覆盖。一般情况下，尿道创面在术后1～3周肉芽组织形成，包括成纤维细胞和内皮细胞增生增殖，新生毛细血管形成，接着完成肌成纤维细胞转变、上皮细胞迁移、角质细胞分化重建表皮等一系列修复过程。鉴于以上，如要扩开术后不合并局部感染，理论上裂开面应该在术后 3～4 周愈合。而 TURP 由于创面更大，且是热损伤，真正完全愈合需要 2～3 个月，并且愈合时间越长，创面瘢痕化的概率越高。

88 前列腺扩开术后会阴或阴囊瘀血是什么原因所致？

前列腺扩开术后会阴或阴囊瘀血应考虑球部尿道损伤所致，损伤的原因常为尿道探子、电切镜、前列腺扩裂导管插入时操作不慎，球部尿道损伤按损伤程度分为挫伤、裂伤、完全断裂。单纯会阴或阴囊瘀血，多考虑球部为部分裂伤所致。传统的确诊方法是逆行尿道造影，但随着内镜技术的广泛应用，尿道逆行造影在临床上应用得越来越少了。尿道镜既可直观地了解尿道球部的损伤程度，包括裂伤部位、裂口大小、近端尿道情况，又可向近端尿道放置导丝，从而引导留置气囊尿管。如果球部破口不大，可保留导尿管3周左右；如果球部尿道完全断裂，应考虑急诊行尿道端端无张力吻合术。

除了恢复尿道通畅外，预防感染、引流积血积液也非常重要。积血积液一旦渗入周围组织的尿液并发感染，有出现脓毒血症之风险。因此，扩开术不要把它看成一个小手术，稍有不慎，也会引发严重的并发症，扩开术的每个操作细节都不能掉以轻心。

89 前列腺扩开术后最常见的并发症有哪些？

前列腺扩开术后并发症有早期并发症与远期并发症两种情况。早期并发症包括拔管后不能排尿、术后出血、暂时性尿失禁、下尿路感染、深静脉血栓与肺栓塞等。远期并发症包括尿道狭窄、永久性尿失禁、复发、逆行射精、勃起功能障碍、尿路慢性感染等。具体针对各种并发症的处理，会在术后相关问答中逐一表述，这里仅作概述。随着导管的不断改进，以及技术的普及与提高，前列腺扩开术的学习曲线正逐步缩短，各种术后早期和远期并发症的发生率已明显降低。但是，对任何一位泌尿外科医师来说，不断提高技术操作水平，熟悉解剖标志，保持对扩开术并发症的高度警惕性，重视术中每个操作细节和术后密切观察随访，及时处理各种早期并发症，预防或避免远期并发症，仍显得十分重要。

90 前列腺扩开术后导尿管留置多长时间为宜？

目前，不少开展扩开术的医师主张留置导尿管7天左右，相对于TURP术后留置导尿管3~5天，显得时间长了一些。为什么扩开术后导尿管不能尽早拔除呢？这是因为前列腺扩开术后如果过早拔除导尿管，尿道水肿尚未完全消退，创面出血、渗血随时可发生，导致拔管后排尿不畅，可能会诱发尿液通过裂开的包膜进入前列腺周围间隙，形成所谓的尿外渗。另外，扩开术多选择一些高危、高龄患者，这些患者大多合并多种疾病，膀胱的代偿功能相对较差，神经源性膀胱常与BPH并存，如过早拔除导尿管，很容易发生拔管后排尿困难。但导尿管留置时间越长，尿路感染的发生率越高。到底如何选择导尿管的留置时间呢？笔者认为，对于小体积前列腺、年轻、膀胱代偿功能比较好者（尿管夹闭试验，让膀胱充盈约400 mL，如果患者有强烈尿意或从尿管周围溢尿，患者有尿急感），导尿管可于扩开术后5天拔除。对于大体积前列腺、年龄较大、膀胱收缩功能较差的患者（尿管夹闭试验，让膀胱充盈约 400 mL，如果患者无尿意，并且患者自述无尿），扩开术后导尿管宜保留 7~10 天。对于年老体弱、长期卧床的患者，导尿管可延长到 10~15 天再拔除。因此，导尿管留置时间要因人而异，不要千篇一律，从而提高拔管后排尿顺畅的概率，避免拔管后再次插管，减少因再次插管引起的医患矛盾。

91 前列腺扩开术后为什么会出现腹腔积液？

如果扩开术操作熟练、扩开规范、手术顺利，一般不会出现腹腔积液。出现腹腔积液应该与以下因素有关：① 插管过程中或插镜过程中损伤膀胱，导致膀胱穿孔或破裂。② 手术操作导致后尿道断裂，并随着高压冲洗，液体经膀胱周围间隙破入盆腔、腹腔。③ 扩开术后导尿管堵塞，冲洗液通过裂开的前列腺包膜大量进入前列腺周围舒松结缔组织，并随压力增加渗漏到盆、腹腔。④ 单极电切镜长时间电凝止血，低渗灌注液被裂开的组织及静脉窦快速吸收，引起血浆渗透压降低、低血钠等电切综合征表现，在水中毒状态下也可出现腹腔积液。

对于腹腔积液较多者，需行腹腔引流。膀胱穿孔小者在保留导尿管下可自然愈合，膀胱破裂者需及时修补。对于合并水中毒者，静脉注射呋塞米（速尿） 40 mg，迅速利尿脱水；根据血钠复查结果给予 3% 氯化钠溶液静脉滴注，预防肺水肿、吸氧，有脑水肿征象者加用甘露醇、地塞米松，注意预防感染。

92 前列腺盲扩术后要注意什么？

前列腺盲扩是指不在电切镜辅助下的传统单纯扩开术，只要前列腺大小选择合适，插管顺利，定位准确，术后冲洗通畅，盲扩更显得简便实用，且手术时间短，但盲扩后患者的管理尤显重要，不能重手术轻管理，术后不能存在万事大吉的麻痹思想。笔者体会到盲扩术后更要注意以下几点：① 保持冲洗通畅。有的手术医师手术后把膀胱冲洗交给护理人员全权负责，不去过问冲洗效果，有时三腔导管堵管了，不去及时疏通，导致膀胱痉挛加重出血，最后发生膀胱填塞，到那时再去处理就被动了。有的三腔导管进水太慢，根本达不到膀胱冲洗作用，如有些是导管质量问题，有些是选择的导管太细（建议采用 22F 的三腔导管），有些冲洗液悬挂太低。此外，从手术室到病房移动患者的过程中停止冲洗，有时冲洗管扭曲等都会酿成堵管，而术后护理人员没有经验处理堵管，也不知道如何调整冲洗速度，这一切必须引起重视。② 温水冲洗。临床发现 37 ℃ 左右的温生理盐水冲洗，既可预防冷水冲洗导致的膀胱痉挛而加重出血，又能增强凝血酶的活性，提高创面凝血功能。特别是冬季病区室内温度为 10 ℃ 左右，室温的生理盐水容易诱发膀胱痉挛，以及过多冲洗发生的低体温反应，给患者带来风险。③ 术后最好应用硬膜外镇痛泵。盲扩术后有效镇痛，能给患者带来舒适感，预防膀胱痉挛，减少术后出血、堵管，有利于患者加快康复。④ 防治尿路感染。BPH 特别是已合并尿潴留的患者或反复插导管者，大多术前已存在下尿路感染，只是感染程度不同。术后如不注意有可能会出现尿道热，对于高龄、高危的 BPH 患者，有时尿道热的发生实际上就是致命性的打击，如不重视，很有可能出现脓毒血症，甚至死亡。术后白细胞与中性粒细胞复查、降钙素原检测等不应忽视，不要等患者出现高热、寒战，甚至休克了，才想着去化验检查，这多少有点被动了。一旦确定患者合并尿路重度感染，大剂量抗生素与激素辅助治疗最好应用在感染萌芽状态。当然，术后可用抗生素生理盐水溶液膀胱灌注，保留半小时再放出，对于膀胱内引流尿液比较混浊者，有时优于全身应用抗生素。另外，尿道外口及尿管的外露部分，要定期用碘伏消毒，并做好外生殖器及会阴区的卫生清洁工作。⑤ 预防下肢深静脉血栓，避免肺栓塞。稍有经验的泌尿外科医师都有同感，患者的手术做得很好，非常顺利，好像是万事大吉，就等待出院了，往往就是在这个时刻，患者可能突然出现呼吸困难、心搏骤停，这是医护人员与患者家属都难以接受的。因此，术后要检查 D-二聚体，观察肺部情况（复查胸片，最好是 CT），对于术前应用抗凝剂者，不要为了顾虑出血而顾此失彼，应进入防治血栓的流程，确保患者顺利康复出院，降低围手术期病死率。

93 前列腺扩开术后膀胱痉挛的原因有哪些？

膀胱痉挛是不稳定性膀胱的典型临床表现，是由非神经源性因素引起的逼尿肌反射亢进所致。BPH 致膀胱出口梗阻，导致逼尿肌不稳性收缩的发生率达 52% ~80%，而脑血管意外是由于脑部排尿中枢对排尿反射中枢作用减弱，出现逼尿肌反射亢进。这些都给前列腺扩开术后逼尿肌的稳定性带来隐患。由于受手术创伤的影响，术后膀胱痉挛时有发生，分析原因如下：① 气囊导尿管牵拉压迫颈口，会刺激膀胱三角区，引发膀胱痉挛。② 冲洗液温度过低，冷刺激引发痉挛。③ 引流不畅，造成膀胱压力增高而诱发痉挛。比如导尿管被血块堵塞，患者出现膀胱痉挛，从而加重创面出血，继而加重堵管，形成恶性循环怪圈。④ 尿液偏酸性，刺激裂开面而引发痉挛。⑤ 下尿路合并感染，这是比较常见的原因之一。⑥ 前列腺本身保留，不稳定因素依然存在。⑦ 全麻后导尿管不适，诱发膀胱逼尿肌自主收缩而导致痉挛。⑧ 术后疼痛。扩开术后创面刺激性疼痛反应在所难免，但疼痛反应因人而异，疼痛诱发膀胱痉挛不可避免。⑨ 膀胱内或前列腺小结石刺激等因素，均可诱发术后膀胱痉挛。膀胱痉挛看似是术后小问题，但如不及时处理，将会给患者顺利康复带来诸多不利影响。

94 前列腺扩开术后膀胱痉挛如何处理？

扩开术后膀胱痉挛比较常见，手术创伤等刺激或（和）患者原有的逼尿肌不稳定，都可引起膀胱痉挛性收缩，从而导致术后出血、堵管、感染等，患者可出现躁动不安、小腹憋胀、强烈尿意等，不仅增加了患者的痛苦，有时尿液从尿管周围流出，浸湿被褥，也为护理工作带来麻烦。那么，扩开术后膀胱痉挛如何处理呢？① 针对各种诱发膀胱痉挛的因素进行处理。比如调整导尿管位置及膀胱内导尿管长度；改变气囊大小、调整牵引角度及牵引力量；调整冲洗液温度；检查导尿管是否堵塞，清除膀胱内及导尿管内凝血块，保证导尿管通畅，如果导尿管堵塞冲洗不通，尽快更换一个新的三腔气囊导管。② 应用M受体拮抗剂，如索利那新、托特罗定等，多有口干、面部潮红等不良反应。③ 应用磷酸二酯酶抑制剂，比如盐酸屈他维林，通过抑制磷酸二酯酶，增加细胞内环磷酸腺苷的水平，抑制肌球蛋白轻链激酶，从而抑制平滑肌细胞内最初的钙离子反应，达到舒张平滑肌、解除膀胱痉挛之功效。④ 应用环氧酶抑制剂，如吲哚美辛栓、双氯芬酸钠栓直肠给药，通过减少前列腺素的合成，抑制组织痛觉冲动及炎症反应，达到止痛、解痉作用。⑤ α_1-受体阻滞剂，如坦索罗辛，对尿道、膀胱颈及前列腺平滑肌具有高选择性阻断作用，具有一定的解痉作用。⑥ 对以上处理均不理想者，可采用硬膜外镇痛泵来镇痛、解痉，但最好是扩开术中就留置硬膜外麻醉导管，预防性应用镇痛泵。⑦ 其他，如骶管封闭、吗啡镇痛、应用镇静剂等。

95 前列腺扩开术后压腹排尿很通畅，但镜下观察前列腺未见裂开，该如何解释？

扩开术后镜下观察前列腺未裂开，如果膀胱又无明显小梁化、憩室化等梗阻表现，但压腹排尿又很通畅，分析原因有以下几点：① 前列腺尿道段如无挤压狭窄表现，说明患者排尿困难并非 BPH 所致，可能与膀胱因素、神经源性因素有关，因为在麻醉状态下，尿道括约肌已松弛，加上腹外压力，故显示出尿道通畅的表现。② 把下尿路症状误认为 BPH 所致，手术指征掌握不够严格。③ 患者排尿困难是某些药物所致，比如长期口服抗焦虑药、长期口服溴丙胺太林（普鲁本辛）或 654-2 等抗胆碱药，偶尔出现膀胱逼尿肌功能失代偿，出现残余尿增多或短暂尿潴留，临床医师又没有细致询问病史，误判为 BPH 所致而行扩开术。④ 尿道外括约肌痉挛，这可能与支配外括约肌的神经不协调有关，但在麻醉状态下显示尿道外括约肌非痉挛状态。

针对上述问题，泌尿外科医师有必要认真总结经验，吸取教训，严格掌握手术适应证。对于下尿路症状，不能仅局限于前列腺增生之诊断，凡是都要问一个为什么，分析问题做到由表及里，透过现象看本质。

96 前列腺扩开术后，为什么逆行射精的发生概率较低？

正常射精的生理过程可分为精液泄入后尿道、膀胱颈关闭、后尿道的精液向体外射出 3 个过程。性交时，性器官主要是阴茎头部接收性感觉冲动，通过传入神经如阴茎背神经传到脊髓射精中枢，导致交感神经兴奋释放大量的去甲肾上腺素，使附睾、输精管、射精管、精囊、前列腺发生相继的协调性收缩，而且为节律性强收缩，把精液驱入前列腺部的后尿道，此时尿道外括约肌紧张性收缩防止精液流出，促使后尿道内压增高，产生前列腺尿道压力室效应，而诱发射精急迫感，引起交感神经兴奋性进一步增高，进一步引发尿道外括约肌舒张，而尿道内括约肌仍保持紧张性收缩状态，一方面防止精液逆流入膀胱，另一方面防止尿液流入尿道。此时尿道前部平直，精囊和前列腺节律性收缩，同时球海绵体肌和坐骨海绵体肌的强力收缩，使精液经尿道射出 30 ~ 60 cm。而逆行射精是指有正常的阴茎勃起、性交过程，并能达到性欲高潮，产生射精动作和感觉，但无精液从尿道排出，而逆行射入膀胱的一种疾病。引起逆行射精的原因有以下 3 种：一是膀胱颈闭合无力；二是膜部尿道阻力较高；三是神经功能异常，导致尿道内括约肌和尿道外括约肌的协调功能发生障碍，也就是出口打不开，而膀胱颈口打开了。发生逆行射精主要是各种原因所致膀胱颈括约肌功能失灵，射精时尿道内口不能关闭，精液自后尿道逆行射入膀胱。

了解正常射精机制后，再来看一下前列腺扩开术对正常射精有无影响。

首先扩开术对附睾、精囊、输精管、射精管及开口没有任何影响，加上前列腺液汇总的精液分泌与排泄均未受到干扰，为正常射精做好了物质上的准备。还有扩开术一般情况下不会损伤膀胱颈部环形的内括约肌，术后仍保持内括约肌的环形收缩力，对颈口的闭合作用几乎无影响。同时扩开术在 12 点方位扩开前列腺及包膜后，6 点方位尿道壁大多结构完好，从而有利于精液顺畅流入尿道并射出。

最新研究认为，射精过程中膀胱颈收缩对顺行射精并不是特别重要。研究者利用经直肠超声观察男性在自慰射精时膀胱颈、前列腺、球部尿道的图像。在射精过程中，精阜发生轻微尾移，并与对侧尿道壁接触，外括约肌与球部尿道协同收缩，使射精管向远端排出精液。由此证明，精阜周围的肌肉组织，尤其是精阜近端组织在射精过程中具有重要性，故将该区域定义为"高压射精区"。根据此机制，扩开术正好保护了"高压射精区"。因此，前列腺扩开术对正常射精的干扰最小，故发生逆行射精的概率较低。前列腺扩开术虽然对正常射精的影响很小，但绝对不能说扩开术不影响正常射精的过头话、绝对话。初步统计，扩开术后发生逆行射精的概率为 10% 左右，这与前列腺的裂开部位及裂开程度有一定的关系。

97 前列腺扩开术后原来的勃起功能障碍能否得到改善？

BPH 引起的下尿路症状（LUTS）与勃起功能障碍（ED）的相关性已引起越来越多的关注。它们的发病率不但随着年龄的增长而显著升高，而且都具有诸如高血压、动脉硬化、肥胖、高脂血症、糖尿病等共同的危险因子。一项调查显示，在 50～59 岁、60～69 岁、70～80 岁 3 个年龄组中，ED 的发生率分别为 30.1%，51.1%，75.6%；而 3 个年龄组的 LUTS 的发生率分别为 43.0%，65.8%，82.5%；提示 BPH 相关 LUTS 与 ED 具有高度相关性，LUTS 的程度越重，ED 的发生率越高。LUTS 的出现和严重程度是性功能障碍的独立危险因素。目前，关于 LUTS 和 ED 相关性的发生机制与一氧化氮水平的变化、平滑肌收缩力增加、盆腔动脉硬化、性激素水平变化等有关。

按照此 ED 的发生机制，理论上行前列腺扩开术后 LUTS 症状改善或消失后，ED 的症状应该得到改善。但由于 ED 与年龄、高血压、动脉硬化、脂代谢异常、糖尿病等也具有密切相关性，而且心理因素也同样被认为较有关联性，这就给扩开术后 ED 能否改善带来不确定性、复杂多变性。加上 BPH 行扩开术后，有些患者继续服用 α-受体阻滞剂及 5α-还原酶抑制剂，更加影响扩开术后 ED 能否改善的准确判断。最新研究发现，对服用西地那非的 ED 患者进行随访，其伴随 LUTS 症状的改善尤为显著，这项研究为 BPH 合并 ED 的患者带来福音。

98 行前列腺扩开术后，有哪些原因会导致拔除导尿管后不能排尿？

前列腺扩开术非常顺利，术中压腹排尿很通畅，镜下观察裂开也充分，但术后 7 天拔除导尿管仍排不出尿，常见原因有以下几种：① 尿道充血水肿未完全消除。扩开术中由于插管、插镜等，导致尿道黏膜不同程度损伤、充血水肿等，有时会影响术后排尿恢复。② 合并下尿路感染。有的患者术前已合并不同程度的尿路感染，术后感染未能及时有效控制，尿道内炎性水肿导致排尿受阻。③ 坏死组织或残存血块堵塞尿道。扩开术中未将血块清除、术后继发出血或裂开面的组织脱落等都可堵塞尿道，影响正常排尿。④ 膀胱逼尿肌收缩无力。严重的膀胱老化或神经源性膀胱，都可导致逼尿肌收缩无力，从而影响正常排尿。⑤ 膀胱憩室。特别是容量大于 100 mL 的憩室，当排尿时膀胱内尿液进入憩室腔，而储尿期憩室内尿液又反流至膀胱腔。⑥ 再发前列腺癌。术中活检假阴性，或 PSA 非增高型前列腺癌，绝对会影响到术后正常排尿。⑦ 尿道狭窄。最常见于尿道外口，也可见于舟状窝及球部尿道，产生原因与导管或镜鞘过粗，暴力、盲目进镜及反复进出镜鞘等损伤有关。鉴于上述因素，一是做好进一步的针对性治疗，二是选用组织相容性比较好的硅胶导尿管继续保留导尿，等待膀胱功能恢复。另外，口服非那雄胺、坦索罗辛有助于术后正常排尿恢复，必要时在严密监控下可加大 α_1-受体阻滞剂的剂量。

99 前列腺扩开术后膀胱逼尿肌收缩功能何时恢复正常？

BPH 合并急性尿潴留，表明膀胱功能已进入失代偿期。研究证实，术前逼尿肌功能状态和膀胱出口梗阻程度是决定手术成败的两个关键。而在 BPH 早期，膀胱出口梗阻刚刚出现，逼尿肌代偿性增生肥大，收缩力增强，以利于膀胱排空；如梗阻持续存在，慢慢地，逼尿肌进入失代偿期，收缩力逐渐下降，一开始出现残余尿增多，然后发展到尿潴留。尿潴留又使膀胱内压增高，引起膀胱壁缺血，损害膀胱壁的神经节，造成逼尿肌不稳定性收缩；膀胱壁缺血又可促发膀胱壁结缔组织增生与逼尿肌纤维化。国外研究提示，在 70 岁以上的老年男性中，48% 存在逼尿肌功能减退，而解除膀胱出口梗阻对减轻逼尿肌功能被进一步损害有着重要作用，手术越早，越有利于逼尿肌功能的恢复。当然，膀胱逼尿肌功能老化也与高血压、动脉硬化、糖尿病、高脂血症等代谢异常有关。因此，判断扩开术后膀胱功能能否恢复，一是根据尿流动力学检查评估，二是看膀胱出口梗阻是否彻底解除，三是看影响膀胱逼尿肌功能的血管、神经等因素能否改善。扩开术后至少保持膀胱内低压状态，更有利于膀胱功能的恢复与改善。由此建议，如果患者术前逼尿肌功能极差，且是高龄、高危患者，笔者不主张行前列腺扩开术，膀胱造瘘术应该是最理智的手术选择。

100 前列腺扩开术后，有哪些情况需要再手术？

扩开术如果操作顺利、扩开充分，术后管理到位，术后一般恢复顺利，但扩开术后仍有极少数患者因并发症或适应证选择不当等需要再次手术治疗。① 术后出血，保守治疗无效。有的出血发生在术后近期，有的出血发生在出院后数天或十余天，需要手术者大多是持续性出血，冲洗不够通畅，最后发生膀胱填塞者，因此需要通过开放性手术或镜下清理血块或电凝止血。② 拔除导尿管后一直不能正常排尿（时间超过 3 个月）。拔除导尿管不能正常排尿，患者及其家属认为手术不成功，容易产生纠纷，应结合术前尿流动力学检查及术后下尿路造影检查，分析是梗阻尚未解除，还是膀胱收缩无力或神经源性原因，如果证实下尿路梗阻依然存在，需要用电切镜进一步查找梗阻点及梗阻原因，做出针对性的治疗与处理，比如切除突入前列腺尿道腔内的前列腺或活瓣样组织，改变后尿道的弯曲度。③ 尿道狭窄。扩开术后超过3 个月，少数患者可出现尿道狭窄，以尿道外口为最常见，其次是尿道舟状窝、阴茎中段、球部、膜部，扩开术后颈口处很少狭窄。处理时应先采用单纯尿道扩张，如果效果不佳，再行切开，如果狭窄段较长且较严重，需行尿道瘢痕切除尿道修复成型术。④ 尿失禁。前列腺术后短暂尿失禁时有发生，永久性尿失禁发生的概率较低（2% 左右），原因是术中损伤外括约肌，这与操作熟练程度有关。再手术的处理方法有尿道周围注射 Teflon，有效率为70%；男性尿道吊带置入；人工括约肌置入等。⑤ BPH 复发。多发生于体积较大的 BPH，建议改行 TURP 或激光剜除。⑥ 前列腺癌。因术前漏诊或术后新发癌，应根据不同情况进行根治手术或其他方式治疗。

101 前列腺扩开术后早期服用 α_1-受体阻滞剂有什么好处？

前列腺扩开术后早期，部分患者多有不同程度的尿频、尿急、排尿费力等症状，严重影响患者的生活质量。扩开术后早期出现 LUTS 和梗阻症状，与术后早期存在炎性渗出及水肿有关，后尿道的炎性水肿直接挤压了后尿道，使其横断面及口径缩小，从而引起膀胱出口梗阻，形成了扩开术后早期排尿不畅的静力因素。另外，扩开术后膀胱颈、前列腺包膜、后尿道平滑肌等组织中含有丰富的 α_1-受体，在机械性、炎症尿液刺激裂开面等作用下，上述部位的 α_1-受体兴奋性增强，使膀胱颈和后尿道平滑肌张力增大，引起尿道压增高，形成扩开术后早期排尿不畅的动力性因素。术后早期应用选择性 α_1-受体阻滞剂进行干预，可使膀胱颈和近段尿道平滑肌松弛，从而降低尿道阻力，促进尿道炎性分泌物的引流，使膀胱颈和后尿道水肿加速消退，进一步解除引起排尿不畅的机械性因素，同时也减轻炎症所引起的尿频、尿急症状。此外，α_1-受体阻滞剂对不稳定性膀胱有一定的抑制作用，对减轻扩开术后早期的各种储尿期症状有一定的效果。

102 有哪些原因会导致前列腺扩开术后出现尿道狭窄？

尿道狭窄是泌尿外科的常见疾病，其病因有先天性、感染性、外伤性、医源性。近年来，随着泌尿外科腔镜的广泛应用，医源性尿道狭窄的发生率逐年增高，前列腺扩开术由于操作不当同样可以出现尿道损伤，最后导致尿道狭窄。现将扩开术后出现尿道狭窄的原因分析如下：① 插管因素。前列腺扩裂导管由于质地偏硬，插管过程中导管很难顺尿道两个弯曲（特别是第二个弯曲）插入膀胱，虽然在直肠内有示指引导插入，但仍有部分患者需要导丝引导插管，这样在反复插管的过程中，有时难免损伤尿道。② 电切镜辅助做扩开术。在电切镜观察下做扩开术，虽然对选管更加精准、定位更为有利、术后止血更为彻底，但整个手术需要至少两次插镜及一次插管，因此增加了尿道损伤的概率。③ 尿道生理性偏细。有的患者尿道偏细，22F 的尿道探子不能插入尿道，此时如果做扩开术必然先要扩张尿道，有时手术虽然成功了，但术后发生尿道狭窄的可能性极大，有时会发生全尿道狭窄。④ 插管或进镜过于自信。电切镜进镜时一定要在直视下进镜，避免插成假道或撕脱尿道黏膜；扩裂导管插管有阻力时要分析原因，切不可粗暴插管。⑤ 导尿管插入损伤尿道。三腔气囊导管虽然柔软，但如果操作不当也可并发尿道损伤及尿道感染，比如导尿管太粗、气囊位于尿道内压迫黏膜继发坏死等。总之，扩开术中不论是插管还是插镜，必须要做好充分润滑，降低对尿道黏膜的摩擦阻力，保证尿道黏膜不受损伤，从而避免尿道狭窄发生。

103 前列腺扩开术后尿道狭窄如何处理?

扩开术后尿道狭窄是典型的医源性尿道狭窄,如果处理不当,也可导致医疗纠纷出现。扩开术后尿道狭窄如何处理,要看尿道狭窄发生的时间、狭窄程度与长度、狭窄部位、狭窄处瘢痕组织致密度等。尿道狭窄的治疗方式繁多,而且治疗尿道狭窄的手术本身也会引起瘢痕形成,造成新的狭窄,因此尿道狭窄的治疗是泌尿道修复重建的一大难题,尤其是长段尿道狭窄更是治疗中棘手的问题。对于尿道外口处狭窄者可采用尿道口切开术;对于轻度尿道狭窄者可采用单纯尿道定期扩张术;对于中度尿道狭窄者可采用尿道内切开术,并定期尿道扩张;对于长度小于 2 cm 的尿道狭窄,扩张与内切开无效者,可选用狭窄段瘢痕组织切除及尿道近远端吻合术(无张力吻合);对于阴茎部尿道狭窄,长度大于 2 cm,可选择膀胱黏膜或颊黏膜、舌黏膜等皮瓣移植修复尿道。尿道损伤往往伴有性功能的创伤,而尿道修复手术难度大,方法多样,对性功能影响不一。

尿道狭窄的处理方法虽然很多,但笔者认为扩开术操作过程中预防尿道损伤更为重要,应提高认识,细致操作,手术中如果插管困难,不要暴力插管:尿道外口狭窄就行外口切开(不需要缝合);电切镜外鞘不能插入尿道,就直接采用内鞘处理;如果回水太慢,可行膀胱穿刺造瘘辅助引流,从而避免严重尿道损伤发生。

104 前列腺扩开术后合并膀胱过度活动症如何处理?

膀胱过度活动症(OAB)是导致储尿期症状的主要原因,而 BPH 导致膀胱出口梗阻的患者中 40%～60% 伴有 OAB,即便是膀胱出口梗阻解除了,OAB 的症状仍然存在。OAB 是一种以尿急为特征的综合征,常伴有尿频、夜尿症状,可伴或不伴有急迫性尿失禁,一般没有尿路感染的病理改变。尿流动力学上表现为逼尿肌过度活动。OAB 的病因尚未明确,可能与逼尿肌不稳定、膀胱感觉过敏、尿道及盆底肌功能异常、精神行为异常、激素代谢失调等有关。膀胱作为一个平滑肌内脏器官,受到躯体神经和内脏神经双重支配。神经支配和神经受体对膀胱的调节作用主要存在于感觉与运动两方面。根据逼尿肌细胞的不同神经受体表达,支配膀胱的神经可以分为胆碱能神经、肾上腺素能神经和非胆碱非肾上腺素能神经。其中,胆碱能神经在调节膀胱收缩功能中发挥重要作用。临床上使用抗胆碱能药物阻断乙酰胆碱与膀胱壁的

M 受体结合，可以抑制逼尿肌收缩和不稳定性收缩，改善膀胱功能，达到治疗 OAB 之目的。

由于 OAB 的病因不明确，因而容易误把 BPH 患者行扩开术前极有可能已合并的 OAB 等同于膀胱出口梗阻，导致扩开术后膀胱出口梗阻虽已解除，但 OAB 并未得到治疗。有时还可能误把扩开术后尿频、尿急、急迫性尿失禁或压力性尿失禁归结于手术并发症，从而给 BPH 手术治疗带来复杂性、不确定性。因此，应将 OAB 作为一个独立的症候群给予高度重视。前列腺扩开术后合并 OAB 如何处理呢？

（1）首选治疗　膀胱训练和盆底肌功能锻炼、改变生活方式（改变饮食，控制体重，少喝含咖啡因的饮料等）是所有 OAB 患者首选的一线治疗方案。

（2）二线治疗　即药物治疗，治疗目的主要是通过减轻症状来改善 OAB 患者的生活质量。目前，国内最常用的药物就是高选择性 M_2 受体阻滞剂，比如托特罗定和索利那新，其他还有奥昔布宁和丙哌维林。近年来，$β_3$-肾上腺素受体激动剂被广泛应用于治疗 OAB，收到比较满意的效果，比如米拉贝隆。对于症状改善不够显著者，也有专家主张联合应用 M_2 受体阻滞剂与 $β_3$-受体激动剂。应用药物前必须要排除是否存在膀胱出口梗阻，有梗阻者谨防尿潴留发生。另外，一些镇静药和抗焦虑药、钙通道阻断剂、前列腺素合成抑制剂等也可用于 OAB 辅助治疗。

（3）三线治疗　对于难治性 OAB，可采用 A 型肉毒素膀胱逼尿肌多点局部注射、骶神经刺激疗法。总之，OAB 的治疗应常规进行随访，并根据患者的个体情况做相应调整，在每次随访期间，泌尿外科医师要评估其依从性、有效性、副作用，如果治疗无效或难以耐受某种治疗，应有替代治疗方案，包括改变药物剂量和类别、增加药物种类。

BPH 合并 OAB 患者行扩开术前，医师应充分与患者及其家属沟通，把膀胱出口梗阻与 OAB 并存的复杂性，尽量解释得易懂些，把手术能解决什么问题与不能解决什么问题交代清楚，降低扩开术后排尿全部恢复正常的期望值，实事求是地讲清手术的利与弊，获得患者及其家属的理解与支持。

105 前列腺扩开术后尿失禁如何处理？

前列腺术后完全性尿失禁也称为真性尿失禁，是尿道括约肌功能丧失所致尿液持续滴漏，与尿道括约肌及其神经的损伤有关。前列腺扩开术如果按照正常定位、操作，术后发生真性尿失禁的概率极低。尿失禁多为急迫性尿失禁、压力性尿失禁或混合性尿失禁。前列腺扩开术后尿失禁，首先要排除合并泌尿系感染、合并低顺应膀胱、合并 OAB、合并神经源性膀胱、合并间质性膀胱炎、合并腺性膀胱炎等情况。对前列腺扩开术后急迫性尿失禁或混合性尿失禁的处理程序如下：① 生活方式干预。减少咖啡因的摄入量、限制液体摄入量、戒烟、减肥等有助于改善尿失禁；② 膀胱训练与盆底肌训练。证据表明，膀胱训练与盆底肌训练有助于加速尿失禁康复。③ 药物治疗。目前仍首选 M 受体拮抗剂索利那辛等，其次是 β_3-受体激动剂米拉贝隆，也可两类药合用。β_3-受体激动剂米拉贝隆是近几年应用越来越广泛的药物，特别对于合并 OAB 者多能获益。另外，α_1-受体激动剂盐酸米多君对压力性尿失禁有辅助治疗作用。④ 手术治疗。对于极少数真性尿失禁，可采取改良的括约肌修补、球部尿道折叠加阴茎脚包埋法；球部尿道复合悬吊术、男性吊带置入手术等；人工括约肌置入虽然控尿率达 75% ~ 87%，但价格较高，再手术率也较高（17% ~ 42%）。完全性尿失禁是临床上处理起来比较棘手的疾病，因此，前列腺手术时预防尿失禁尤为重要。

106 前列腺扩开术后出血如何处理？

前列腺扩开术后出血多为近期出血（指术后 72 h 内出血），术后超过 72 h 继发出血者较为少见。扩开术后出血与多种因素有关，出血的原因可互为关联，也可能为某一因素或几种因素共同作用的结果，必须采取相应的有效措施及时止血。现结合出血因素及可采取的措施分述如下：① 麻醉因素。全麻术后患者容易出现躁动、谵妄、意识障碍、坐起、翻身、血压升高、心率加快等不适反应，使前列腺裂开面再出血，为此尽快给予安定注射液肌注，加快膀胱冲洗，防止血块堵塞尿管。另外，请麻醉科医生会诊，进行镇痛等相应处理。② 导尿管因素。笔者主张应用硅胶三腔气囊导管，一是组织相容性好，对尿道刺激性小；二是保证进水快、出水快，真正起到冲洗作用；三是大水囊有利于封闭住颈口，防止前列腺窝内血液流入膀胱腔内。切记，气囊千万不要拉入前列腺窝内，避免发生刺激性痉挛而加重出血。气囊注水要求 40 ~ 60 mL，必须保证水囊直径大于扩开的颈口直径。③ 冲洗液温度因素。术后冲洗液温度最好接近体温，因为 37 ℃左右的生理盐水冲洗既避免了室温下冷水冲洗诱发的膀胱痉挛，又增强裂开面凝血酶的活性，有利于止血。④ 术后合并 OAB。术后合并 OAB 容易诱发膀胱压升高、膀胱无抑制性收缩，导致裂开面出血。可给予肌注或口服 M 受体拮抗剂，直肠内给予吲哚美辛栓塞入，也可使用硬膜外自控镇痛泵。⑤ 高血压。术后血压太高者，适当应用降压药，使血压控制在稳定的范围。⑥ 使用抗凝剂。有的患者心血管手术后不能停服抗凝剂者，凝血功能稍差，故易出血，可给予葡萄糖酸钙静滴，维生素 K_1 肌注，同时加快膀胱冲洗，并适当牵拉导尿管，让水囊与颈口贴紧。⑦ 手术因素。如果扩开术中没有严密电凝止血，或前列腺裂开范围广泛，术中止血就不够彻底。应首先加快冲洗速度，再适当牵拉尿管，防止静脉丛出血。如上述方法难以奏效，建议尽快电凝止血，防止膀胱填塞。⑧ 对于应用抗凝剂，出血较多，且前列腺较大者，可采用前列腺动脉栓塞术，特别是对高龄、高危患者更为适用。它不但有迅速止血功能，还有缩小前列腺体积之功效。

107 前列腺扩开术后尿失禁是否与术中牵拉扩裂导管有关？

笔者认为是有关系的，但也不绝对有关系。扩开术中水囊特别是外囊越靠近膜部，尿失禁的发生比例应该越高，这一点无可争议。但是在临床实践中也发现，有些患者术中虽然牵拉扩裂导管十分用力，但术后并未出现尿失禁；有些患者术中没有用力牵拉导管，术后却发生了短暂尿失禁，这样看来扩开术后尿失禁似乎与牵拉扩裂导管力度无关。这就说明扩开术后尿失禁并不是术中牵拉扩裂导管单一因素所致，还与其他因素有关，比如前列腺尿道的长度、弯曲度、宽度，膀胱颈口大小、后唇有无抬高，前列腺尖部与膜部距离长短、膜部紧张程度，膀胱逼尿肌代偿功能情况及有无神经系统病变。当然，也与选管大小、操作技术熟练程度有关。那么，扩开术中如何牵拉导管才能不发生尿失禁呢？笔者的体会是，左手牵拉导管时要与右手示指直肠指诊密切配合，当水囊特别是外囊囊尾随压力升高很快离开膜部时，就要牵位导管，防止外囊向膀胱内滑动太快太多（容易导致扩开不充分）；如果外囊囊尾随水囊压力升高没有内滑，即应放松导管牵拉或轻轻向前上方推移外囊囊尾，让外囊囊尾离开膜部一指尖。

108 前列腺扩开术后导尿管留置多久更有利于组织垫形成？

前列腺扩开术后，被裂开的前列腺缺口处外的脂肪、结缔组织及纤维蛋白渗出等伸向裂开的间隙，这些进入裂开间隙的组织结构被称为组织垫。而组织垫的形成与前列腺及包膜被裂开的宽度、深度有关，与裂开间隙外组织多少也有关系。也就是说，前列腺及包膜被裂开得越宽越深，形成的组织垫就越厚越大，尿道压降低也就越明显，后尿道的弹性也就越好，治疗 BPH 的远期效果也就越久。由此可见，组织垫的形成似乎与导尿管留置的时间长短无关。但是，扩开术后脂肪垫仅为一松软结缔组织在局部的充填，随着局部渗出、增生、增殖、上皮修复等，组织垫最终构成后尿道壁的一部分，而留置导尿管的时间越长，应该更有利于尿道黏膜上皮修复，加快裂开创面愈合。

109 前列腺扩开术的远期效果如何？

这是如今许许多多的泌尿外科同仁最关心的一个问题。笔者告诉大家，我们有最长随访 16 年的病例，患者依然排尿通畅。我们能连续开展前列腺扩开术 16 年，手术数千例，如果离开疗效作保证，扩开术早就做不下去了。有的同仁会认为我们只报喜不报忧，仅说疗效好的，不说疗效差的。是的，做这么多前列腺扩开术，没有失败的病例是不现实的，实际上不成功者也有数十例，这与最初开展扩开术时选择的适应证有很大关系。最初我们不分前列腺大与小，不论合并神经源性膀胱（比如合并严重糖尿病、合并脑血管意外、合并脊髓损伤等）与否，只要患者排尿困难伴残余尿较多（＞60 mL）或尿潴留，我们就机械地选用前列腺扩开术。随着对膀胱功能障碍认识的不断深入，尿流动力学等先进技术进一步普及，以及对前列腺扩开术的经验积累，我们深深体会到扩开术要想保证远期效果，选好适应证最为重要。实际上，在泌尿外科临床工作中，BPH 压迫因素导致的排尿困难或尿潴留越来越少，多因素所致的排尿困难或尿潴留越来越多。面对诸多现实问题，前列腺增生的治疗也迎来百花齐放、百家争鸣之局面，治疗 BPH 的药物越来越多，手术方法的门类与种类更是繁多，但必须看到，目前尚未有哪一种药物或哪一种手术能治疗所有 BPH。这就要求我们要根据患者的不同情况，选择最适合于患者的治疗方法，坚持以人为本，理性多元地分析手术的优缺点，结合自身最擅长的技术经验，使患者获得最大的益处。

110 前列腺扩开术后如何预防肺栓塞？

随着我国人口老龄化，心血管疾病的发病率逐年上升，而 BPH 也随老龄化，发病率呈上升态势。加上 BPH 患者术前活动减少、术中摆截石位、术后长时间卧床等因素，其静脉血流速度明显减慢。而麻醉及手术创伤又促使组织因子释放，并直接激活外源性凝血系统，导致机体处于高凝状态。加上高龄、肥胖、糖尿病、高血压、高脂血症等因素，均使静脉血栓风险增加。同时，越来越多的 BPH 患者已接受其他手术，比如冠状动脉支架、心脏瓣膜置换、脑血管溶栓等同时抗凝治疗，一旦在 BPH 围手术期停止抗凝治疗，极易可能发生静脉血栓或肺栓塞。虽然开展前列腺扩开术的时间较短，但围手术期发生肺栓塞的例子却不少见，不少患者在即将出院的一瞬间发生肺栓塞。因此，BPH 围手术期预防肺栓塞尤其重要，尽量不要等到肺栓塞发生后再去抢救。

BPH 围手术期肺栓塞的预防大都参照国外指南进行个体差异化预防。现结合加拿大泌尿外科学会指南，简要介绍 BPH 围手术期血栓预防的建议：① 对于血栓形成风险不高者，接受经尿道前列腺手术的患者，建议不要使用药物预防血栓，即在手术后的早上开始使用低分子肝素，持续 28 天，也不建议使用物理预防。但在已接受抗血小板药物治疗者中，如果血栓形成风险不高，手术前 7 天停用抗血小板药物，但不需要桥接治疗，并在手术 4 天后重新开始抗血小板药物治疗。在已接受抗凝剂比如华法林治疗的患者中，如血栓形成风险不高，建议在手术 24 h 前停止治疗，不进行桥接治疗，并在手术 4 天后重新开始治疗。如果是口服抗凝药物达比加群酯、阿哌沙班、艾多沙班、利伐沙班者等，建议在手术 3 天前停止口服。② 对于有很高的血栓形成风险的患者（系指在 6 个月内放置过药物支架；在 6 周内放置裸金属支架；30 天内曾短暂脑缺血发作或中风；在 1 个月内有静脉血栓新发情况；严重的血栓倾向；近期机械心脏瓣膜置换），如果可以，手术推迟到高风险时期结束后进行；如果不能推迟，建议进行多学科会诊讨论并制定个性化治疗计划，但对前列腺扩开术来说，实际上没有不能推迟一说。

除了以上药物预防建议外，以下预防措施也非常重要：① 穿医用弹力袜。这能促进下肢血液循环，改善下肢血流，预防下肢静脉血栓。② 下肢气压治疗仪。通过反复充气放气，对下肢由远到近进行有序适当挤压，有助于预防血栓形成。③ 手术时间尽量缩短。因为前列腺扩开术操作多采用截石位，从而影响下肢血液循环，故手术时间不要太长。另外，膝部及小腿固定时，不要束缚过紧。④ 术后尽早活动，但避免较早如厕；卧床时加强被动活动，保持大便通畅。⑤ 术后如出现下肢水肿，应及时排除深静脉血栓的可能。⑥ 术后患者如有胸闷、憋喘，首先怀疑肺栓塞可能，尽快检查确诊，并尽早干预处理。

第八章

经尿道柱状水囊前列腺扩开术
思维与关注点

第一节　BPH 患者行前列腺扩开术要三思而行

BPH 是中老年男性的常见病，也是引起下尿路梗阻的最常见病因。BPH 既可引起后尿道静力性梗阻，又可引起膀胱颈及内括约肌 α-受体兴奋性增高造成动力性梗阻。TURP 或激光前列腺剜除手术更倾向于针对治疗前列腺挤压尿道所致的静力性梗阻，而前列腺扩开术则是双管齐下，既通过拓宽后尿道减低静力性梗阻，又通过对部分环形内括约肌裂开达到减低动力性梗阻之目的。因此，从理论上分析，只要适应证选择恰当，手术操作无误，前列腺扩开术的远期效果应该不亚于 TURP。通过保持最长 16 年的随访，以及近 3000 例前列腺扩开术的经验积累，我们深深感悟到，虽然前列腺扩开术已取得了长足的进步与发展，但与精准外科理念相差甚远。北京协和医院赵玉沛教授曾在中华医学会第十六届全国外科学学术会议上做了"我们要做什么样的外科医生"的报告，赵教授提出："优秀的外科医生除了要有娴熟的手术技巧以外，更重要的要能够把握什么刀一定要开，什么时间开，什么刀不要开。在一个成功的治疗中，有时手术决策比刀法更重要。"同样，BPH 患者行前列腺扩开术也要三思而行。

一思——患者出现 LUTS，不一定就是 BPH

在泌尿外科门诊，当遇到中老年男性因尿频、尿急、急迫性尿失禁（储尿期症状）及排尿踌躇、尿线变细、尿不尽、排尿时间延长、尿潴留（排尿期症状）等下尿路症状（LUTS）就诊，临床泌尿外科医生都不会忘记首先排除 BPH。排除 BPH 看似容易，但有时并不这么简单。本来 B 超、CT、MR 等检查 BPH 已足够，但由于有的患者膀胱就是憋不住尿，反复去 B 超室多次，都是因小便太少无果而回。有时好不容易憋了一点小便，还未睡到检查床上却因尿急导致膀胱即刻排空。为了尽快检查，医生习惯插导尿管向膀胱内灌注生理盐水 200～300 mL 后才勉强行 B 超检查，结果 B 超检查后发现前列腺体积还不到 20 mL。还有的患者因尿潴留来院就诊，叩诊小腹部呈浊音，这回不担心做 B 超没有小便了，可到了 B 超室又未做成，B 超医生说："膀胱内小便太多了，让排一点尿再回来检查"。结果到厕所排尿后（实际上可能滴几滴尿）再去 B 超室，B 超医生又说："多尿一些再回来检查"。就这样，有的中老年男性折腾了 2 h 竟未能做成 B 超，最后没有办法，只好采用 CT 来协助诊断，CT 报告膀胱过度充盈，前列腺体积仅 28 mL，追问病史发现患者患糖尿病已 8 余年，平时就有排尿困难。

传统观念将男性 LUTS 与 BPH 画等号，但据统计，在男性 LUTS 患者中，只有 50% 的患者经尿流动力学证实为膀胱出口存在梗阻，另一半可能是由逼尿肌兴奋性过高或过低等其他因素所致。2005 年第六届国际前列腺疾病研讨会上首次提出了 LUTS 不单指一种特定的疾病，也不具有器官特异性，与之相关的器官包括膀胱、膀胱颈、前列腺、尿道及其周围组织，除此之外，LUTS 还可继发于心血管、呼吸、肾脏及心理疾病。很多老年疾病，如帕金森病、脑萎缩、脑卒中、糖尿病等代谢异常均可通过损害膀胱逼尿肌的功能而产生与 BPH 类似的储尿期症状和排尿期症状。因此，对于男性 LUTS 患者的诊断思路不能仅局限于 BPH 所引起的尿路梗阻。

二思——BPH 不一定出现下尿路梗阻

据统计，BPH 患者中只有 25%～50% 会出现 LUTS，说明 BPH 并不一定合并 LUTS。临床上很多研究已证实，大约有 1/4 的所谓 BPH 患者，经压力—流率分析证实并无膀胱出口梗阻的存在，如果这些患者做了前列腺手术，实际是不妥当的。2001 年第五届国际良性前列腺增生咨询委员会对 BPH 确定了以下定义：LUTS 为储尿期（刺激性）和排尿期（梗阻性）症状的统称，LUTS 可能与前列腺增大有关，前列腺的基质和腺体增生的特殊病理特征被定义为 BPH。而 LUTS、前列腺增大、膀胱出口梗阻并非 BPH 的唯一特征。

临床经验告诉我们，有的患者前列腺体积虽然不大但膀胱出口梗阻较重，而有的患者前列腺虽然很大但不一定存在膀胱出口梗阻。因此，对未引起膀胱出口梗阻的大体积前列腺盲目采用解除尿路梗阻的手术，不仅不能取得满意的效果，还可能出现新的术后并发症，比如尿失禁、尿道狭窄等。由此可见，在为 BPH 患者制订治疗方案前，必须明确 BPH 是否存在膀胱出口梗阻。目前，尿流动力学检查是诊断膀胱出口梗阻的可靠方法，自由尿流率是一种简单而无创的初筛检查，配合压力—流率测定可进一步与逼尿肌收缩无力相区分。除此之外，镜下观察前列腺尿道腔大小、长度、狭窄程度、有无弯曲、颈口挛缩、后唇抬高、膀胱小梁化与憩室化程度等，也有助于判定 BPH 是否存在出口梗阻及梗阻程度。对于存在膀胱出口梗阻的 BPH，在膀胱逼尿肌功能损害出现失代偿前干预肯定是更有益的。

三思——BPH 引起的下尿路梗阻，不一定立即手术

BPH 一引起下尿路梗阻，多数泌尿外科医生主张马上手术干预，但 EAU2020 男性非神经源性下尿路症状指南这样认为，多数 BPH 患者的病情会稳定数年，仅少数患者会进展至急性尿潴留或出现肾功能不全、结石等并发症，所以主张等待观察，大约有85％的轻度 LUTS 患者在 1 年的观察期间病情仍保持稳定。

一项研究比较等待观察和 TURP 对中度 LUTS 患者的作用，结果 TURP 手术组的膀胱功能（尿流率和残余尿量）均得到改善，而等待观察组中有36％的患者在 5 年内接受了手术，其余64％的患者情况依然良好。最后认为，不断增加的 LUTS 困扰程度和残余尿量是预测需要手术的参考指标，对于没有合并症的轻中度 LUTS 且症状困扰不严重的患者仍适合接受等待观察。

对于 BPH 等待观察期间，前列腺体积大于 40 mL 者，笔者主张服用 5α-还原酶抑制剂如非那雄胺治疗，通过降低前列腺组织内双氢睾酮的含量，达到延缓前列腺增生速度、缩小前列腺体积、降低后尿道静力性梗阻程度的目的，以改善 LUTS 的困扰程度。研究发现，随着前列腺体积的增大，非那雄胺的疗效越来越明显。对于体积小于 25 mL 的前列腺，膀胱颈、后尿道的张力过高是产生 LUTS 的主要原因之一，5α-还原酶抑制剂的作用非常有限，而 α_{1A}-受体阻滞剂（比如坦索罗辛）及 α_{1A}-与 α_{1D}-受体阻滞剂（比如多沙唑嗪），对降低后尿道动力性梗阻是行之有效的方法。研究表明，α_1-受体阻滞剂可使前列腺症状评分下降30％ ~50％，并使最大尿流率升高20％ ~40％，但对前列腺体积无影响。

近来研究发现，当将 α_{1A}-受体阻滞剂与 5α-还原酶抑制剂联合应用时，往往可以取得 1 + 1 > 2 的效果，联合用药不仅能有效降低前列腺症状评分和改善最大尿流率，还可显著地降低前列腺增生进展的风险，尤其是更适合 LUTS 较重、前列腺体积较大的 BPH 患者。另外，对于前列腺梗阻合并膀胱过度活动症的患者，过去给予 M 受体拮抗剂如托特罗定治疗，医生非常担心会导致排尿困难与尿潴留的发生。2016 年 EAU 指南指出，对残余尿少于 150 mL 的患者使用 M 受体阻滞剂是相对安全的。最新研究发现，联合运用 M 受体阻滞剂和 α-受体阻滞剂，一方面可进一步提高用药的安全性，另一方面可以获得更满意的疗效。通过系统回顾研究发现，联合用药更能有效地改善尿频、尿急、急迫性尿失禁及夜尿等症状，并能显著降低前列腺症状评分。另外，$β_3$-受体激动剂米拉贝隆的问世，为 LUTS 储尿期症状的治疗提供了新的思路，可显著降低患者 24 h 的排尿次数和尿失禁事件的发生率，且在治疗过程中未发现显著的心血管系统不良反应。

对于 BPH 等待观察期间，通过正规、系统用药治疗后 LUTS 不见明显改善，且尿流率进行性下降、残余尿进行性增加，或者前列腺体积快速增长者，笔者建议尽早手术治疗。鉴于上述思考，BPH 的治疗目标不但需要减轻患者因 BPH 所致梗阻引起的一系列症状，防止因梗阻所致的尿潴留和肾积水等远期合并症，而且要对逼尿肌功能改变引起的一系列症状比如逼尿肌收缩无力、OAB 等进行干预，否则患者的 LUTS 将不能得到彻底有效的缓解。但遗憾的是，目前对各种原因所致的逼尿肌收缩力减弱，尤其是膀胱逼尿肌严重老化尚无有效的治疗方法。因此，在行前列腺扩开术前有必要对患者的下尿路梗阻程度、膀胱的代偿功能及神经支配功能等进行全面的、翔实的评估和分析，对前列腺扩开术能解决患者的什么问题、不能解决什么问题做一预判，从而保证患者效益最大化。

如今，虽然 BPH 手术作为微创手术已渐渐取代了传统的前列腺开放性手术，但 BPH 的微创手术不代表是无创手术。一些前列腺的微创手术一旦出现严重并发症，比如尿道狭窄、尿失禁等，同样让患者承受手术的痛苦和风险，后者（风险）对手术医生而言亦然。另外，BPH 手术治疗的效果有时千差万别，如何提高手术效果、减少手术带来的并发症是泌尿外科医生必须思考的问题之一。

前列腺扩开术在手术前一定要重视手术指征和时机的把握，即"为什么做前列腺扩开术？""前列腺扩开术什么时间手术最合适？""前列腺扩开术扩到什么程度？"。前列腺扩开术虽然具有操作方法简便、手术时间短、近远期效果好等优点，但也要做到有所为有所不为，不适合做前列腺扩开术者不要勉强行前列腺扩开术。一定要遵循个体差异化原则，审时度势，因人而异，灵活运用，千万不要死板、教条、机械地开展前列腺扩开术。

第二节　前列腺扩开术需要关注的四个点

前列腺扩开术是目前我国唯一具有知识产权且保留原器官的一种安全、有效、简便、实用的治疗 BPH 的方法，在郭应禄院士为首的多位医学专家的共同努力下，该技术作为一种转化医学科研成果，已在全国被广泛推广应用，并取得了较好的社会效益，倍受泌尿外科同仁的关注与喜爱。但在前列腺扩开术推广过程中，也存在着这样或那样的问题，比如对该技术应用比较机械，手术操作比较死板，适应证掌握比较教条，术后管理比较麻痹大意等。为了更有利于前列腺扩开术的推广，笔者结合十几年来开展前列腺扩开术的经验，就前列腺扩开术的几个关注点谈谈如下感悟。

一、平衡点

正常尿液在膀胱内贮存和从膀胱内排出依赖于完善的神经系统和健全的与排尿有关的肌肉。与排尿活动相关的肌肉主要由平滑肌和横纹肌（随意肌）两部分组成，包括膀胱逼尿肌、尿道平滑肌、尿道外括约肌、腹肌和膈肌。在贮尿过程中尿道内的高压力区主要是膀胱颈部、后尿道部及尿道外括约肌部，它们共同构成了膀胱流出道阻力。根据流体力学原理，当膀胱内压力高于尿道最大压力时，尿液才可能自膀胱流出。人体复杂的生理和神经系统使它们协调贮存尿液与排出尿液并保持平衡。一旦平衡被破坏，就会发生排尿功能障碍。实际上最先打破平衡的就是 BPH。前列腺增生性病变最初起源于后尿道黏膜下的中叶及侧叶的腺体组织、结缔组织及平滑肌组织，当侧叶增生肥大时使后尿道延长、扭曲而导致尿液流出道阻力加大；同样中叶增生挤压尿道使尿液流出道变窄，影响尿流速度。随着尿液流出道梗阻，膀胱逼尿肌代偿性增生肥厚，从而增加膀胱张力及收缩力来克服尿流阻力。随着前列腺增生加重，逼尿肌继续增生仍不能克服尿液梗阻时，此时膀胱的收缩力与尿道的阻力之间的平衡被打破，尿液逐渐在膀胱内潴留，而显示残余尿不断增多、膀胱逼尿肌收缩力逐渐减弱，当膀胱过度充盈时，膀胱内压力升高，最后表现出充盈性尿失禁。当患者夜间熟睡时，由于盆底肌肉松弛，从而出现夜间遗尿。当膀胱逼尿肌收缩无力时，患者往往使用腹压排尿，随之并发腹股沟疝、脱肛、下肢静脉曲张等。

当将前列腺摘除后或电切后，后尿道腔隙变大，尿液流出道阻力变小，如果没有尿道外括约肌代偿，必然会出现尿失禁，一旦出现膀胱贮尿障碍，实际上就是一种平衡被打破。也就是说，膀胱逼尿肌收缩力与尿道阻力必须保持动态平衡，在贮尿期尿道阻力要高于膀胱逼尿肌收缩力，在排尿期膀胱逼尿肌收缩力要高于尿道阻力，这种动态平衡如被打破，要么出现尿潴留，要么出现尿失禁。

前列腺扩开术的手术目的就是要重新建立一个新的排尿平衡点。前列腺增生并发膀胱出口梗阻，实际上就是排尿平衡点偏向了尿道高阻力这一侧，手术目的就是让平衡点移向尿道低阻力的方向，至于平衡点移动多少最合适，这取决于手术前平衡点的偏移程度（比如说术前尿道压、尿道腔狭窄程度、功能性尿道的长短等均影响尿道阻力，尿道阻力越大，平衡点偏移程度越大）。另外，排尿平衡点的偏移程度也与膀胱逼尿肌收缩力有关，虽然说前列腺扩开术不能增强膀胱逼尿肌收缩力，但能通过间接降低膀胱压来改善膀胱功能，有助于排尿平衡点重新建立。打个比方，同样 50 mL 大小的前列腺增生合并尿潴留，一个患者 65 岁，另一个患者 85 岁，虽然未进行镜下观察膀胱小梁化与憩室化程度，单独分析年龄，85 岁患者的膀胱逼尿肌收缩力差于 65 岁者的概率要大些，因此做前列腺扩开术时 85 岁的患者要适当扩开得更充分些，选管可根据不同情况偏大一号，让前列腺尿道阻力降得更低一些，以平衡膀胱逼尿肌收缩力偏差的问题。如果 BPH 患者比较年轻，比如才 50 多岁，残余尿仅 80 mL，镜下观察膀胱小梁化又不严重，说明平衡点偏移不重，选管要适当小一号，避免术后尿失禁发生。实践证明，前列腺尿道阻力越大，膀胱逼尿肌收缩力越差，排尿平衡点的偏移程度就越大，前列腺扩开术也就要越充分，确保远期效果。

二、梗阻点

当遇到中老年男性排尿困难，泌尿外科医生首先会想到的就是 BPH，其实中老年男性下尿路梗阻有很多病因，比如膀胱三角区或颈口处肿瘤、前列腺癌、尿道结石、尿道炎症等。而尿道外伤后瘢痕、尿道憩室合并感染、龟头苔藓样硬化、包茎、尿道外口炎性狭窄等诱因在临床中也并不少见。如果术前没有详细询问病史，也没有认真进行体格检查，很容易把前尿道梗阻误认为 BPH，有时待麻醉后消毒铺单时才发现尿道外口狭窄等，造成工作十分被动。对于后尿道梗阻同样也要注意，比如有的前列腺虽然不太大，但颈口挛缩十分严重，实际上后尿道的梗阻点位于颈口；有的 BPH 镜下观察颈口处并无明显狭窄，但靠近精阜的一侧或精阜与膜部间前列腺尖部呈瘤样增生突起，导致流出道明显梗阻；还有的 BPH 患者膜部尿道张力过高。因此，前列腺扩开术前有必要进行全面检查，认真查找下尿路的梗阻点，不要盲目做前列腺扩开术。对于镜下观察前列腺尿道段无梗阻的患者，要进一步分析病因，查找前尿道有无梗阻。如果整个尿道均未找到梗阻点，很有可能是后尿道动力性梗阻所致或膀胱因素所致排尿困难。

另外，国际尿控协会推荐采用压力—流率检查来评价膀胱出口梗阻，这是目前评价膀胱出口梗阻的金标准。为了鉴别前尿道狭窄所致的排尿困难或尿潴留，笔者主张在确定行前列腺扩开手术前一天，先用 20F 尿道探子试探一下前尿道有无结石、狭窄、瘢痕等，从而做到术前心中有数，对于前尿道明显狭窄者，暂停前列腺扩开术。

三、支点

这里所说的支点就是内囊的定位点，不同大小的前列腺、不同年龄的BPH、不同尿道压的 BPH、不同膀胱代偿功能的 BPH 等，其支点位置不同。举例来说，如果某患者尿道外括约肌相对比较松弛，内囊尽量不要靠近膜部，否则扩开术后尿失禁发生的概率较高。如果某患者后尿道较长，后尿道阻力较大，内囊定位时尽量靠近膜部，从而确保尿道压降低到最理想压力。如果某 BPH 患者比较年轻，内囊定位也不要太靠膜部，避免尿失禁发生。

支点的位置决定后尿道扩开的长度，后尿道扩开的长度越长，后尿道起到控尿作用的有效闭合面积就会越小，尿失禁发生的概率越高；而功能性尿道保留得越多，后尿道起到控尿作用的有效闭合面积就会越大，尿失禁发生的概率越低。由于改进型的前列腺扩开导管定位囊（内囊）比较短小，对体积相对较大的前列腺，支点的位置既决定尿道压的下降幅度，也会影响尿失禁的发生概率。内囊定位越是紧贴膜部，前列腺尿道横纹肌被裂开得越长，与膜部尿道横纹肌协同控尿的作用就越弱。另外，不能为了避免尿失禁，故意把支点靠近颈口，这样做虽然可尽可能地避免尿失禁，但注水扩张时外囊极易快速内滑入膀胱，导致前列腺扩开不充分，有时会影响前列腺扩开术的远期效果。

四、裂开点

裂开点也称扩开点，对70岁以下的BPH患者而言非常重要，因为70岁以下的BPH患者大多仍有性生活需求。如果在6点方位裂开，极易发生逆向射精，同时在6点方位裂开时采用电凝止血时，容易通过热传导伤及5点、7点的性神经，影响术后勃起功能。另外，6点方位裂开在电凝止血时热量也容易透过狄氏筋膜，造成迟发性直肠瘘等发生。最近研究发现，保护精阜周围尿道，就能有效地保护射精功能，把精阜周围区域定义为高压射精区，因此，避免6点方位裂开对性功能的保护具有非常重要的意义。

12点方位裂开相对出血少，发生逆向射精的概率也较低，这是术者的共同感悟。针对"如何尽量确保12点方位裂开"这一问题，研究者主张用针状电极先在12点位置预切一沟。笔者认为，普通的半环状电极切开优于针状电极切开，一是能看到预切开的深度，二是便于近包膜处止血。关于12点方位预切开的长度，笔者建议切开颈口到精阜上沿长度的1/2～2/3即可。对于12点方位后尿道呈锐角者，12点处可以不切开，同样可以裂开。但如果同时5点与7点后尿道也呈锐角者（多为中叶与两侧叶形成的叶间沟），12点处也必须预切开，不然5点与7点处被裂开的概率极高。对于小体积前列腺及颈口硬化或挛缩者，12点方位预切开更有必要，不然可出现多方位裂开，不能大意。

第九章

经尿道柱状水囊前列腺
扩开术相关报道

第一节　经尿道前列腺扩开术治疗良性
前列腺增生并急性尿潴留

随着我国人口日益老龄化，良性前列腺增生（BPH）已成为威胁老年男性健康的主要疾病之一。而急性尿潴留（AUR）又是良性前列腺增生自然病程中的并发症之一，也是泌尿外科的常见急症。传统的治疗方法是先行保留导尿，待病情稳定后再根据患者的机体状况，选用不同的手术或非手术治疗方法。2003 年 4 月至 2006 年 12 月，我们采用经尿道前列腺扩开术急诊治疗BPH 并 AUR 患者，获得较佳的近、远期疗效，报告如下。

资料与方法

一、临床资料

研究对象为 2003 年 4 月至 2006 年 12 月收治的 BPH 并 AUR 患者共 147 例，随访截止时间为 2007 年 6 月。随访后 112 例资料完整者纳入统计。112 例患者均完成国际前列腺症状评分（IPSS）问卷及生活质量评分（QOL）问卷，并均经腹超声检查测定膀胱剩余尿。可疑前列腺癌、外伤性及炎症性尿道狭窄、膀胱结石、神经病变等其他影响排尿因素者均予以排除。

患者年龄 66～93（平均 78.3±6.8）岁。112 例均因 AUR 急诊入院，其中第 1 次因 AUR 而入院治疗者 59 例，第 2 次因 AUR 入院治疗者 43 例，第3 次或以上因 AUR 入院治疗者 10 例。腹部超声检查膀胱内潴留尿液（RUV）

320～1950 mL，平均（786.4±205.3）mL。前列腺质量为21～159 g，平均（50.4±7.9）g。112 例均曾采用药物治疗，但疗效不佳。术前 IPSS 为 4～33 分，平均（24.9±6.2）分；QOL 评分为 1～6 分，平均（5.1±0.7）分。

二、手术方法

手术前给患者清洁灌肠。硬膜外阻滞麻醉后，患者取截石位。根据患者的前列腺大小选择不同型号的前列腺扩裂导管，检查内、外气囊有无漏气，冲水管是否通畅，示压表是否正常。以 F_{24} 尿道扩张器试探尿道，将金属内芯插入前列腺扩裂导管的导尿腔内，外涂润滑剂后以压尾插入法插入膀胱。助手用 10 mL 或 20 mL 的注射器抽取生理盐水连接示压表和内气囊接头。术者以左手扶住前列腺扩裂导管体，右手用三指触气囊尾端（拇、中指紧贴会阴皮肤捏住定位突，食指置入肛管内缘触气囊尾部）成捏合固定状态，当助手注入内囊生理盐水 10 mL 时即可触及初始内囊外形，此时左手牵住导管，防止导管向膀胱内滑入。如果在向内气囊注水过程中发现气囊尾端明显向会阴皮肤膨出并在会阴外触及肿大气囊，说明气囊定位已向外，应放出适量的气囊内生理盐水，并稍作内送导管，调整导管至最佳位置。向内囊注水至压力 0.3 MPa 后，暂时钳夹住内囊通水管。将示压表连接外囊通水管并向外囊内注入生理盐水，此时更应该牵住导管，防止导管突然向膀胱内滑入，但仍应触摸气囊尾端，不能向会阴外后退，外囊同样充水至压力 0.3 MPa。稳定 3～5 min 后，从内囊通水管放出内囊内适量生理盐水，边放水边观察外囊压力下降变化，当外囊压力降至 0.15 MPa 左右时（内囊水停止放出），水囊用于术后压迫止血，闭塞内、外囊通水管接座孔，并将内外囊通水管各系一滑结拉紧以防座孔松开漏水。拔出前列腺扩裂导管内金属内芯，接尿液引流袋。冲洗管接座孔接输液器备用冲洗膀胱。将导管体以胶布牵引固定于一侧大腿内侧，防止前列腺窝内水囊滑向膀胱。硬膜外麻醉导管接镇痛泵。

术后可根据有无出血用生理盐水冲洗膀胱，由于本术式损伤轻微，且前列腺裂开后有水囊压迫止血，故一般出血甚少，多数患者不需要冲洗或间断冲洗即可。术后 24 h 如引流尿液无出血，即可减低水囊内压力，一般先放出内囊水 10 mL，术后 48 h 再将内囊水放完，术后 72 h 放外囊水 10～15 mL，术后 96 h 将外囊水放完后再注入生理盐水 20 mL 以防止导管滑脱出。逐渐缓慢放水，可防止术后近期水囊迅速减压所致前列腺裂开面出血。一般于术后第 5～8 天拔除前列腺扩裂导管。

三、统计学分析

采用 SPSS 10.0 统计软件,进行均数分析 $(\bar{x} \pm s)$,组间比较采用 t 检验。

结　果

112 例患者手术均一次成功,手术时间 5～16 min,平均 8.9 min。术中及术后基本不出血或出血甚微,术后需冲洗者很少。术后拔管时间(6.8 ± 1.4)天。术后随访 6 个月至 2 年,治愈 107 例,排尿通畅。2 例轻微尿失禁,多于憋尿时出现,基本不影响正常生活。3 例于术后 2～3 个月尿线变细,行尿道扩张后均治愈。112 例均无死亡,均顺利出院,出院后无 1 例再次出现 AUR。112 例 BPH 并 AUR 患者经尿道前列腺扩开术前、术后各项检测指标比较见表 9-1。

表 9-1　112 例 BPH 并 AUR 患者手术前后各项检测指标比较　　　$(\bar{x} \pm s)$

时间	例数	IPSS(分)	QOL(分)	RUV(mL)
术前	112	24.9 ±6.2	5.1 ±0.7	786.4 ±205.3
术后 1 个月	112	8.7 ±2.5	2.0 ±0.5	31.1 ±9.2
3 个月	112	6.9 ±2.3	1.8 ±0.5	26.7 ±9.0
6 个月	112	5.7 ±2.1	1.6 ±0.4	23.8 ±8.9
12 个月	94	5.3 ±2.0	1.4 ±0.2	21.7 ±8.8
24 个月	71	5.2 ±1.9	1.4 ±0.3	20.2 ±8.7

注:术前、术后 IPSS、QOL、RUV 对比,分别 $P < 0.001$。

讨　论

BPH 并 AUR 是最严重的膀胱排尿功能障碍,也是泌尿外科临床工作中的常见病,往往由于治疗不当或不及时,影响到双肾功能,严重者影响到患者生命。谢克基等通过尿流动力学研究认为,BPH 并 AUR 患者中 47.4% AUR 由梗阻因素引起,28.9% 由逼尿肌收缩无力引起,23.7% 是梗阻与逼尿肌收缩无力共同作用的结果。但不论哪种因素,均属于膀胱逼尿肌收缩力与膀胱出口阻力二者出现不协调所致,即膀胱出口阻力大于膀胱逼尿肌收缩力时,就会出现 AUR。BPH 实际上就是老年男性最常见的膀胱出口梗阻性疾病之一,因此,降低膀胱出口阻力是解决 BPH 并 AUR 最有效的治疗措施之一。

而降低 BPH 膀胱出口阻力的方法有很多，比如药物治疗和手术治疗等。牛海涛等研究发现，BPH 患者中有 AUR 病史再次发生 AUR 者占 37.2%，尽管 AUR 是 BPH 患者的手术指征之一，但鉴于种种因素，许多 BPH 并 AUR 患者行导尿治疗后仍坚持口服药物治疗（不同意手术治疗），对于这些患者来讲，最经济的治疗方法就是手术治疗，只有手术治疗才能彻底有效地降低膀胱出口阻力。

自 20 世纪 80 年代初以来，TURP 治疗 BPH 虽然已被公认为是手术治疗的"金标准"，但对高危 BPH 患者行 TURP 仍有一定的危险性，同时 TURP 术中及术后出血、电切综合征、包膜穿孔、尿道狭窄、尿失禁、下尿路刺激症状等也有一定比例的发生率。特别膀胱颈挛缩是 TURP 和 TUVP 术后常见并发症之一，发生率为 5% ~ 10%，此并发症处理起来非常棘手，且复发率高。因此，寻求一种创伤小、安全有效、并发症少的治疗 BPH 并 AUR 的新方法甚有必要。

前列腺扩裂导管用于治疗 BPH，获得较佳效果。经尿道前列腺扩开术，实际上达到了经尿道内括约肌切断术的目的，使膀胱出口阻力迅速下降，与膀胱逼尿肌收缩力重建新的平衡，创伤小、近远期疗效优、安全性强、并发症少。应用时应注意：① 手术前首先检查压力表及前列腺扩裂导管的气囊是否漏气，通水管是否通畅；② 操作过程中尽量减少下尿路副损伤；③ "先内囊充压，后外囊充压"的顺序不能颠倒，气囊内充压应用生理盐水，不能以空气代替水；④ 气囊定位要准确无误，既不能向内，也不能向外；⑤ 术后应采用硬膜外镇痛；⑥ 术后气囊减压顺序是先内囊再外囊，逐步减压，以防前列腺裂开面出血；⑦ 术后要保证引流及冲洗通畅，防止血块堵塞；⑧ 扩裂导管于术后 5 ~ 8 天拔除，不宜过早。

第二节　经尿道前列腺扩开术与电化学治疗前列腺增生致急性尿潴留的疗效比较

急性尿潴留（AUR）是良性前列腺增生（BPH）自然病程中的严重事件，也是泌尿外科的常见急症之一。2003 年 4 月至 2007 年 6 月，我们应用经尿道前列腺扩开术（Transurethral Prostatic Splitting，TUPS）治疗 BPH 致 AUR 患者 180 例，并与同期应用经尿道前列腺电化学疗法（Transurethral Prostatic Electrochemical，TUPE）治疗的 60 例患者做疗效比较，现报告如下。

资料与方法

一、一般资料

研究对象为 240 例 BPH 致 AUR 患者。随机分组，其中 180 例采用 TUPS 治疗，60 例采用 TUPE 治疗。TUPS 组年龄 54～93 岁，平均 73.8 岁；前列腺体积 19～159 mL，平均 52.7 mL；膀胱残余尿液（RUV）310～2180 mL，平均 824.2 mL；180 例均因 AUR 急诊入院，其中第 1 次因 AUR 入院治疗者 63 例，第 2 次因 AUR 入院治疗者 86 例，第 3 次或 3 次以上因 AUR 入院治疗者 31 例。TUPE 组年龄 56～90 岁，平均 74.1 岁；前列腺体积 22～156 mL，平均 51.8 mL；RUV 320～2 250 mL，平均 836.2 mL；60 例均因 AUR 急诊入院，其中第 1 次因 AUR 入院治疗者 19 例，第 2 次因 AUR 入院治疗者 32 例，第 3 次或 3 次以上因 AUR 入院治疗者 9 例。

两组 BPH 致 AUR 患者均有明确的手术适应证，术前常规检查包含肛门指诊、血与尿常规、血凝四项、胸腹 X 线透视、心电图、生化及前列腺特异抗原（PSA）和 RUV 等。

二、治疗方法

TUPS 及 TUPE 由两名经验丰富的医生进行操作。

① TUPS 采用常规硬膜外麻醉，患者取截石位，根据前列腺大小选择不同型号的前列腺扩裂导管，外涂润滑剂并内置金属内芯后以压尾法经尿道插入膀胱，术者左手扶住前列腺扩裂导管的体部，右手用示、中、拇三指触气囊尾端，助手向内囊注入生理盐水 10 mL 时调整囊尾至最佳位置，继续向内囊注入生理盐水至压力 0.3 MPa 后，暂时钳夹住内囊通水管，再向外囊注入生理盐水至压力 0.3 MPa，稳定 3～5 min 后，从内囊通水管放出适量生理盐水，使外囊压力降至 0.10～0.15 MPa 用作术后压迫止血，内外囊通水管各系一活结以防漏水。拔出前列腺扩裂导管内金属内芯，接尿液引流袋。将导管体以胶布牵引固定于一侧大腿内侧，防止前列腺窝内水囊滑向膀胱。硬膜外麻醉导管接镇痛泵防止术后胀痛。术后可根据有无出血用生理盐水经冲洗管冲洗膀胱，一般于术后第 5～8 天拔除前列腺扩裂导管，恢复正常排尿。

②TUPE 采用 0.5% 地卡因于尿道表面麻醉，患者取平卧位，根据前列腺尿道长度选择不同型号的电极，外涂润滑剂后将电极尿管经尿道插入膀胱，先向气囊内注入生理盐水 10 mL 后向外轻拉电极尿管，使电极对应于尿道前列腺部，尿道外口处用纱布及胶布固定电极尿管，防止电极前后移动。治疗电量200～300 C，治疗由电脑控制自动进行。治疗后留置电极尿管 7～10 天后拔除。

三、比较指标及统计学方法

比较两组患者 IPSS、QOL、手术时间、术后留置尿管时间及 Q_{max}、RUV、手术治愈率。数据以 $\bar{x} \pm s$ 表示，采用 SPSS 10.0 统计学软件进行分析，两样本均数比较采用 t 检验，发生率的比较采用 χ^2 检验。

结　果

240 例患者均获随访，随访时间 6 个月。

一、症状改善及尿流动力学改变比较

术后评价指标改善情况见表 9-2。TUPS 组与 TUPE 组手术前后 IPSS、QOL、Q_{max}、RUV 虽均有改善，但两组之间改善程度差异有统计学意义（$P < 0.001$）。

表 9-2　两组患者术前、术后症状评分及尿动力学变化比较　　　　　　　($\bar{x} \pm s$)

组别	例数	IPSS（分）	QOL（分）	Q_{max}（mL/s）	RUV（mL）
TUPS					
术前	180	24.8±6.3	5.2±0.7		824.2±76.1
术后 6 个月	180	5.9±2.1	1.5±0.3	19.4±5.7	24.7±9.0
TUPE					
术前	60	24.3±6.5	5.1±0.9		836.2±75.5
术后 6 个月	28	16.9±5.8	4.9±0.8	9.2±4.5	148.1±26.6

二、手术时间比较

TUPS 手术时间为 5～20 min，平均（9.4±2.1）min。TUPE 手术时间为96～186 min，平均（146.5±29.3）min。TUPS 手术操作时间显著短于 TUPE（$t = 4.26$，$P < 0.001$）。

三、留置导尿管时间（包括拔管后不能自行排尿而继续留置导尿管的时间）比较

TUPS 术后留置导尿管 5~10 天，平均（7.2±2.3）天；TUPE 术后留置导尿管 7~32 天，平均（16.9±8.1）天。TUPS 术后留置导尿管时间短于 TUPE，差异有统计学意义（$t=3.21$，$P<0.01$）。

四、治愈率比较

TUPS 组 180 例中有 174 例一次手术治愈（能正常排尿，无须再用药物或其他方法治疗），排尿通畅；4 例于术后 2~3 个月尿线变细，行尿道扩张后治愈；2 例轻微尿失禁。TUPE 组 60 例中有 27 例一次手术治愈，排尿通畅；1 例轻微尿失禁；其余 32 例无效，改行其他方法治疗。两组比较，TUPS 治愈率显著高于 TUPE（$\chi^2=110.8$，$P<0.001$）。

讨 论

BPH 是引发中老年男性排尿障碍的原因中最为常见的一种良性疾病，主要表现为膀胱出口梗阻。其临床进展是排尿困难进行性加重。BPH 致 AUR 是泌尿外科临床工作中的常见急症之一，治疗不当或不及时，可影响到双肾功能，严重者影响到患者的生命。谢克基等通过尿流动力学研究认为，47.4% AUR 由梗阻因素引起，28.9% 由逼尿肌收缩无力引起，23.7% 是梗阻与逼尿肌收缩无力共同作用的结果。另外，我们认为膀胱出口阻力大于膀胱逼尿肌收缩力时，就会出现 AUR。BPH 实际上就是老年男性最常见的膀胱出口梗阻性疾病之一。因此，降低膀胱出口阻力是解决 BPH 致 AUR 最有效的治疗措施，而降低 BPH 膀胱出口阻力的方法有很多，比如药物等非手术治疗和手术治疗。牛海涛等研究发现，BPH 患者中有 AUR 病史再次发生 AUR 者占 37.2%，而本组再次发生 AUR 者占 65.8%。许多 BPH 致 AUR 患者行导尿治疗后仍坚持口服药物等非手术治疗。

20 世纪 80 年代以来，经尿道前列腺电切术（TURP）治疗 BPH 虽然已被公认是手术治疗的"金标准"，但对高危 BPH 患者行 TURP 仍有一定的危险性，同时 TURP 可发生术中及术后出血、电切综合征、包膜穿孔、尿道狭窄、尿失禁等；膀胱颈挛缩的发生率为 5.0%~13.6%。因此，寻求一种创伤小、安全有效、并发症少的新方法甚有必要。

　　TUPE 是我国自行开发的一种治疗 BPH 的腔内介入方法，通过在前列腺部尿道内形成有阴阳极闭合电路，使靠近尿道的前列腺局部变性、坏死、脱落、再修复，造成前列腺部尿道内腔扩大，达到降低膀胱出口阻力之目的。虽然 TUPE 的方法简单，但治愈率较低，有部分患者仍需改用其他方法治疗。经尿道扩开前列腺方法，使束缚的前列腺部尿道得以宽畅，膀胱出口阻力迅速下降，与膀胱逼尿肌收缩力重建新的平衡，治疗 BPH 千余例，获得较佳效果。我们通过 180 例 BPH 致 AUR 患者的治疗，并与 TUPE 比较时发现，TUPS 确实是治疗 BPH 致 AUR 的一种创伤小、近期疗效优、安全性强、并发症少的新方法。

　　在 IPSS、QOL、Q_{max}、RUV 等改善程度方面，TUPS 均优于 TUPE，因此，我们认为 TUPS 治疗 BPH 致 AUR 疗效满意，显著优于 TUPE，值得在临床中推广。

第三节　CT 尿路成像在经尿道前列腺扩开术中的应用价值

　　经尿道柱状水囊扩开术治疗前列腺增生或并发尿潴留，我们曾从剩余尿、尿流率、国际前列腺症状评分、生活质量评分等指标肯定其疗效。为了进一步客观地评价此技术的科学性、有效性，我们通过 CT 尿路成像（CTU）记录此手术的术前、术终、术后不同阶段的尿路影像变化，探讨 CTU 检查在经尿道前列腺扩开术（TUPS）中的应用价值。

对象与方法

一、临床资料

　　本组前列腺增生或并发尿潴留患者 20 例，年龄 65~86 岁，中位年龄 78 岁；有排尿困难病史 1.5~9 年，中位数 3 年。B 超测量前列腺体积 25~137 mL，中位数 66.8 mL。术前 PSA 0.15~6.9 ng/L，中位数 2.7 ng/L。20 例中有 6 例以急性尿潴留急诊入院，并行保留导尿，余 14 例残余尿量 60~310 mL，中位数 134 mL。20 例术前均行盆腔 CTU 检查，手术结束，拔出扩开导管正常排尿（术后 6～15 天，平均 10 天）及术后 1 年分别再次行盆腔 CTU 检查。

二、检查方法

使用 PHILIPS 16 排螺旋 CT 机。扫描参数：层厚 5 mm，120 kV，250 mAs，FOV 356 mm。CTU 检查前准备：术前 CTU（膀胱充盈状态下）；术终 CTU（前列腺扩开导管内外囊分别注入 5.6% 泛影葡胺生理盐水溶液，膀胱处于充盈状态）；术后 CTU（先经导尿管向膀胱内注入 2.9% 泛影葡胺生理盐水溶液 200～400 mL）。

三、观察内容

观察前列腺增生患者前列腺段尿道的形态变化，比较术前、术终、术后 CTU 表现特征。

结　果

一、前列腺增生手术前的 CTU 表现

正中矢状面与额状面均显示前列腺尿道闭塞，显示不清，尿道内口狭窄（图 9-1）。

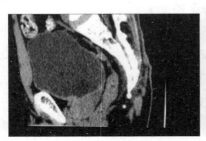 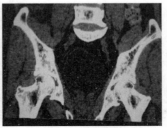

(a) 前列腺正中矢状面　　　　　　　(b) 前列腺额状面

图 9-1　术前 CTU 片

二、前列腺增生手术结束时的 CTU 表现

正中矢状面与额状面均显示棒状水囊一部分位于前列腺尿道段，一部分位于膀胱腔内，前列腺组织被挤压，在棒状水囊的后侧、左右侧可见扁薄的前列腺形态结构（图 9-2）。

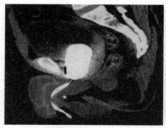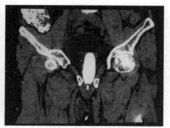

(a) 前列腺水囊正中矢状面　　　　　　(b) 前列腺水囊额状面

图 9-2　术终 CTU 片

三、术后 10 天（拔除扩开导管后 2～5 天）的 CTU（向膀胱内注入 2.9％泛影葡胺生理盐水溶液 200～400 mL 后憋尿状态下）表现

表现正中矢状面与额状面均见前列腺尿道段扩大成前后长、左右短、上宽下窄的扁漏斗状，漏斗的狭端与尿道膜部相连（图 9-3）。

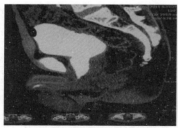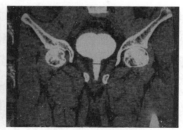

(a) 前列腺段尿道正中矢状面　　　　　　(b) 前列腺段尿道额状面

图 9-3　术后 10 天 CTU

四、术后 1 年的 CTU（先向膀胱内注入 2.9％泛影葡胺生理盐水溶液 200～400 mL，平卧状态下排尿瞬间行 CT 检查，抓拍排尿过程中下尿路显像）表现

正中矢状面与额状面均显示前列腺段尿道宽敞，排尿连续畅通（图 9-4）。

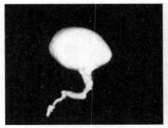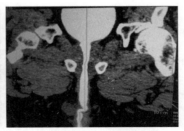

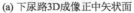

(a) 下尿路3D成像正中矢状面   (b) 下尿路3D成像额状面

图 9-4 术后 1 年 CTU

讨 论

BPH 是引发老年男性排尿困难中最常见的疾病，主要表现为膀胱出口梗阻，前列腺增生如治疗不当或不及时，可影响到双肾功能。而目前治疗 BPH 的手术方法虽然繁多，比如前列腺摘除术、前列腺指裂术、前列腺电切术、前列腺腹腔镜手术、各种激光治疗等，但治疗机理都是通过扩大前列腺段尿道周径来降低膀胱出口阻力，最终达到排尿畅通之治疗目的。20 世纪 80 年代以来，经尿道前列腺电切术（TURP）治疗 BPH 虽然已被公认是手术治疗的"金标准"，但对高危 BPH 患者行 TURP 仍有一定的高风险性，同时 TURP 可发生术中及术后出血、电切综合征、包膜穿孔、尿道狭窄、尿失禁等。另外，膀胱颈弯缩的发生率为 5.0% ~ 13.6% 。因此，寻求一种创伤小、更加安全有效、并发症少的新方法很有必要。

TUPS 治疗 BPH 是近 20 余年国内开展的另一种微创新技术，不少学者已从术前、术后尿流动力学、前列腺症状评分等变化肯定了此技术的可行性、实用性，但对 TUPS 术后前列腺段尿道之形态改变的报告却甚少。

我们通过 20 例 BPH 患者术前、术终、术后的 CTU 变化，来证实 TUPS 治疗 BPH 的客观性、科学性。通过 CTU 检查，我们发现前列腺扩裂导管经尿道前列腺扩开的裂开方向是前列腺前包膜。前列腺扩开后前列腺段尿道横切面呈前后长（直径平均 3.1 cm）、左右短（直径平均 1.9 cm）的椭圆形，而上下呈现上宽下窄的扁漏斗状，漏斗的狭端与尿道膜部相连。特别是排尿瞬间 CT 成像去除骨骼化处理后，更能多方位、三维立体地清晰观察膀胱腔、前列腺段尿道、尿道膜部、前尿道等整体下尿路连续形态。

　　本研究初步发现 CTU 可以有效评价 TUPS 患者前列腺段尿道的形态变化，也能发现 TUPS 术后此处的形态结构改变，有利于对 TUPS 做出客观、真实、准确的影像学评价，为临床更加广泛开展 TURS 提供可靠的科学依据。

第十章

前列腺增生手术的几点冷思考

第一节　前列腺手术并发症相关侵权责任的思考

　　良性前列腺增生（BPH）是引发老年男性排尿困难中最常见的疾病，主要表现为膀胱出口梗阻。BPH 如治疗不当或不及时，可影响到双肾功能。而目前治疗 BPH 的手术方法虽然不少，比如耻骨上前列腺切除术（TVP）、耻骨后前列腺切除术（TRCP）、经尿道前列腺电切术（TURP）、经尿道前列腺汽化术（TUVP）、经尿道前列腺激光治疗（TULP）等，但尚无哪种前列腺手术能绝对避免尿失禁、尿道狭窄的发生，其中真性尿失禁的发生率因手术方式不同而异，为 1%～6%，尿道狭窄的发生率为 1.8%～9.8%，前列腺癌行根治性前列腺切除术后尿失禁的发生率为 2.5%～87.0%。尿失禁、尿道狭窄是前列腺手术的两种常见并发症，也是医患纠纷的导火索。在《中华人民共和国侵权责任法》《中华人民共和国执业医师法》与《中华人民共和国卫生部令（第 32 号）》中均明确规定：在医疗过程中给患者带来损害即为侵权，可依据侵权程度追究法律责任，并依法承担赔偿责任。

　　就前列腺手术的并发症而言，造成尿失禁，临床判定不能恢复者为二级丁等医疗事故；造成尿失禁，临床判定恢复不确定者为三级乙等医疗事故；造成尿道狭窄（需定期行尿道扩张术）为三级甲等医疗事故。对此，过去有些被认为难免发生的并发症，今日却被视为侵权，这就提醒手术医生在诊疗过程中，时时刻刻都要注意规避风险，前列腺手术做得再漂亮，一旦并发尿失禁、尿道狭窄，那就有可能面临依法承担赔偿的局面。

一、尿失禁、尿道狭窄两种并发症与医疗侵权的关系

　　临床各种并发症的发生不外乎两种原因：一种是由疾病发展而继发，也

称"疾病并发症"，另一种是在诊疗外力的作用下而发生，又称为"医疗并发症"。前列腺手术后所发生的尿失禁、尿道狭窄显然属于"医疗并发症"。

那么，"医疗并发症"能否构成医疗侵权呢？《医疗事故处理条例》第三十三条规定：在现有医学科学技术条件下，发生无法预料或者不能防范的不良后果的情形，不属于医疗事故。而尿失禁、尿道狭窄两种并发症既是手术前可以预料的，也是能够通过慎重选择个性化的手术治疗措施来防范的，因此前列腺手术后所发生的尿失禁、尿道狭窄，其不良后果不在医疗侵权免责范围内。

比如，患者尤某，男，75 岁，因排尿困难被确诊为 BPH，在江苏省某医院行 TURP，患者出院后发现自己完全尿失禁，经与手术医院交涉，患者与手术医院的外科主任一齐到上海某教学医院进行膀胱镜检查，经检查提示尿道外括约肌肌环 3 点处似有一瘢痕样改变，患者尤某诉至法院要求手术医院给予医疗损害赔偿。法院在审理过程中委托江苏省某市医学会进行医疗事故技术鉴定，经鉴定属于三级乙等医疗事故，医院负主要责任。经法院主持调解，医院赔偿尤某医疗费、误工费等合计 11 万余元。

又比如，患者方某，男，69 岁，因患 BPH 在安徽某农场医院接受 TVP，术后出现排尿困难、尿流变细等症状，转住某市医院行经尿道膀胱颈电切术，术后不但排尿困难症状复现，同时又伴有尿失禁发生，为此方某诉至法院，要求上述两家手术医院赔偿。为此，法院委托某法医学鉴定中心进行法医学鉴定，结论：上述农场医院在对方某的诊治过程中存在医疗过失行为，与方某的损害后果之间存在因果关系，应承担赔偿责任；上述某市医院在对方某的诊疗过程中不存在医疗过失行为。

二、应从严掌握 BPH 手术禁忌证和适应证

根据《中华人民共和国执业医师法》，执业医师在执业活动中，必须履行"遵守法律、法规，遵守技术操作规范"的法定义务。而遵守技术操作规范，就 BPH 手术而言，首先应该掌握该手术的禁忌证和适应证。BPH 手术因手术方式不同，其手术禁忌证、适应证也不尽相同，比如在 TURP 手术适应证中要求前列腺大小为 80 g 以下，而 TRCP 的适应证要求前列腺大小为 80 g 以上，装有心脏起搏器的前列腺增生患者被列为前列腺电切术的相对禁忌证。

曾有 1 例 130 g 大小的前列腺增生患者，在行 TURP 时因出血导致手术不彻底，术后又合并下尿路感染，结果术后仍然排尿不畅，术后 68 天因尿潴留

到医院复诊，因尿道严重狭窄导致 14 号尿道扩张器难以插入，只好膀胱造瘘。因此，笔者主张，鉴于前列腺手术方式不同，医师在手术前一定要根据 BPH 患者的综合情况，结合各类手术适应证、禁忌证的不同要求，与患者及其家属充分沟通，并在患者及其家属真正全面知情后取得患者及其家属的书面同意，让患者及其家属真正明白要做什么手术，为什么选择这一手术，术中、术后会出现哪些不利情况。

笔者认为，为了防止医疗纠纷发生，有禁忌证的 BPH 手术应该禁止施行；对于可做可不做的 BPH，以不做为好；即使患者不存在前列腺手术的禁忌证，也要细致分析有无适应证；对于符合适应证的患者，还应根据患者的自身条件和各种临床及辅助检查等全面分析能否手术，查看一下术前准备、术中所用器械准备等是否充分，从而确保对患者的注意义务落到实处。

另外，笔者认为，作为一名医师，对目前各种 BPH 手术，还应从患者的根本利益出发，选择或推荐一种最适宜患者的前列腺手术方式，同时力争手术创伤小、安全有效、并发症少。而 BPH 选择什么手术方式，除了根据不同患者的个体情况外，在保证手术效果的前提下，还应把术者最熟悉、最有把握的技术方法作为手术选择的一条基本原则，最大限度地降低尿失禁、尿道狭窄等并发症的发生率。

三、医生履行告知义务并让患者或其家属在知情同意书上签字，不是医疗过失行为免责的理由

《中华人民共和国侵权责任法》第五十五条规定：医务人员在诊疗活动中应当向患者说明病情和医疗措施。需要实施手术、特殊检查、特殊治疗的，医务人员应当及时向患者说明医疗风险、替代医疗方案等情况，并取得其书面同意；不宜向患者说明的，应当向患者的近亲属说明，并取得其书面同意。那么，BPH 手术前按照上述要求进行告知，并且患者在知情同意书上签字，一旦术后并发尿失禁、尿道狭窄，医生就能免责吗？

事实上，患者在充分知情下同意做前列腺手术，并不代表患者同意手术中及手术后免除医疗过失行为或操作不当及违规操作造成损害的侵权责任。因此，患者在手术同意书上签字，不能作为医疗过失行为免责的理由。比如，曾有一患者张某因 BPH 行 TURP，在术后第 2 天保留导尿管自然滑出，医师未戴口罩在患者床边又将滑出的导尿管用碘伏纱布擦拭一遍后重新插入，术后第 3 天患者出现寒战、高热，尿道口流出脓性分泌物，后经抗感染等综合

治疗，症状得到控制，术后第 5 天拔除导尿管后，患者仍有排尿困难。医生再次给予保留导尿，又过 2 周后拔除导尿管，虽然能自行排尿，但尿线较细，B 超检查残余尿 120 mL。而后患者继续服用盐酸坦洛新、氟哌酸等。术后 3 个月，患者因尿潴留再次在门诊保留导尿，因导尿未成功，转入上级医院治疗，最后确诊为尿道狭窄，患者向法院控诉尿道狭窄是在住院期间医生没有按照无菌操作插尿管，才导致尿道感染而并发尿道狭窄，要求赔偿，最后法院判医院承担主要责任。

笔者认为，如今有些外科医师在执行"知情同意"制度时流于形式，将"知情同意"的重心放在了"同意"上，有的医师甚至没有谈话就直接让患者或其家属在手术同意书上签字，这是非常危险的。这种不知情、不理解的签字同意，在法律上是无效的。在临床实践工作中，是否承担医疗法律责任，法官并不只看诊疗结果，而是重点查看诊疗过程，也就是我们常说的每个诊疗环节，患者往往也是抓住医生不太注意的"薄弱"环节而起诉并胜诉。因此，在 BPH 诊疗过程中，如果医生有错，即便让患者签署了针对"尿失禁、尿道狭窄"的"生死状"，医院依然要承担医疗侵权责任。

笔者建议外科同仁在夜以继日的忙碌工作中，一定抽点时间学习与医疗相关的法律、法规，从而适应每况愈下的医疗环境。有人说："外科总是多灾多难"，其实并不夸张，外科领域医疗赔偿案件的发生率始终居高不下。而高风险的手术更加要求外科医师在工作中一定要将患者的权力呵护到最安全、最充分的状态，赢得社会对外科医师的尊重与理解，以我们的真实行动换取患者的信任与支持。

第二节　前列腺增生围手术期阿司匹林停用与否的相关思考

前列腺增生（BPH）围手术期猝死等心血管事件在泌尿外科临床中并不少见，发生率为 1.5% ~ 2.9%。由于患者猝死多发生在前列腺手术后至出院前这一时间段，患者家属大多难以承受这一突如其来的现实问题，医患双方对簿公堂有时在所难免。患者一方在患方律师的协助下，往往指控医方存在这样或那样的不足或过错，由此医方承担相应的赔偿责任。笔者认为，前列腺增生围手术期心血管事件的发生与阿司匹林的合理规范应用存在着某种程度的因果关系，现结合相关法律、法规，就前列腺围手术期阿司匹林的应用提出如下几点思考。

一、BPH 患者与应用阿司匹林的内在联系

BPH 是老年男性的常见病、多发病，其与肥胖、高血压、高脂血症、动脉粥样硬化、糖尿病等代谢综合征有着密切的内在联系和共同的发病机制。老年 BPH 患者通常合并高血压、动脉粥样硬化、冠心病、高脂血症、糖尿病等，给 BPH 的手术治疗带来复杂性、多变性和风险性。随着我国心脑血管疾病发病率的增高，越来越多的人使用药物来预防心、肺、脑等血管意外的发生，阿司匹林则是其中一种重要的药物，已被广泛应用于心肌梗死、脑梗死、肺栓塞等疾病的预防。临床研究显示，阿司匹林用于心脑血管栓塞的预防应长期使用，停用后可能出现反跳现象。阿司匹林主要通过抑制环氧化酶，减少花生四烯酸途径中前列腺素和血栓素 A_2 的形成，从而抑制血小板聚集，起到抗血栓作用。

Eidelman 等对 5 个有关阿司匹林一级预防的随机临床对照试验进行分析表明，阿司匹林的预防应用能使急性心肌梗死的发病风险下降32%，各种血管事件的总发病风险下降15%。因此，目前国内外各级学会均推荐阿司匹林作为心血管疾病的一级和二级预防用药，以减少心血管事件的发生率及病死率。BPH 合并心血管疾病的患者预防性应用阿司匹林也不例外。

二、BPH 围手术期是否应当停用阿司匹林

虽然循证医学早已证实阿司匹林在预防急性冠状动脉综合征等心血管事件中的重要作用，但对于 BPH 合并心、脑、肺等血管疾病而必须施行 BPH 手术的患者来说，围手术期使用阿司匹林有可能导致硬脊膜外血肿、前列腺手术创面严重出血等风险，因此，麻醉科医师与泌尿外科医师均希望患者在 BPH 围手术期暂停服用阿司匹林，从而减少围手术期因出血带来的风险。郭和清等通过 115 例术前服阿司匹林对经尿道前列腺切除术（TURP）出血量的影响研究认为，术前停用阿司匹林≥10 天不增加术中出血量，建议 TURP 术前至少停服阿司匹林 10 天。一个 50279 例患者的荟萃综合分析表明，正在使用阿司匹林预防的冠心病患者中，停用阿司匹林后心血管并发症的风险是继

续使用阿司匹林者的 3 倍，而在已放置支架的冠心病患者中停用阿司匹林后心血管事件的发生率则更高。据临床数据测算，阿司匹林的停用到血管事件发生的平均时间为 10.6 天，其中心血管事件平均为 8.5 天，脑血管事件平均为 14.3 天。

根据血小板的半衰期，也有研究者建议，当对患者进行高危出血的侵袭性干预必须停用阿司匹林时，最好在停用 8～10 天内重新继续服用。由此可见，BPH 围手术期停用阿司匹林可明显增加心脑血管事件的风险，对于伴有心脑血管疾病的 BPH 患者，围手术期应该尽可能继续使用阿司匹林，以防心脑血管事件的发生。而英国一项医生问卷调查研究表明，62% 的泌尿外科医师主张在前列腺电切术前停用阿司匹林，38% 的泌尿外科医师不会让患者术前停用阿司匹林。

鉴于上述分析，笔者认为，BPH 围手术期是否停用阿司匹林现已成为困扰泌尿外科医师的棘手问题：如果术前不停用阿司匹林，硬脊膜外血肿、前列腺术中或术后严重出血的后果该由谁来承担？如果停用阿司匹林而并发心、脑、肺等血管意外的灾难性风险责任又由谁来负责？如何权衡这种利弊关系至关重要，必须引起大家的高度关注与重视。

三、BPH 围手术期因服用或停用阿司匹林所致后果的法律问题

《中华人民共和国侵权责任法》第五十四条规定：患者在诊疗活动中受到损害，医疗机构及其医务人员有过错的，由医疗机构承担赔偿责任。也就是说，首先要确定医方在诊疗过程中是否存在过错行为，而医疗过错构成的重要条件是患者损害后果与过错行为之间是否存在因果关系。而 BPH 围手术期因服用或停用阿司匹林导致出血性休克、硬脊膜外血肿、肺栓塞、心肌梗死或死亡是否为医疗侵权呢？其关键之处在于泌尿外科医师在诊疗过程中是否存在过失行为，以及过失行为与人身损害有无因果关系。

BPH 围手术期如果因未停用阿司匹林，造成硬脊膜外血肿致截瘫或前列腺切除术中、术后大出血致休克死亡，专家可能认为医方对阿司匹林影响机体凝血功能的严重性缺乏认识，对患者的重视程度不够，术前准备经验不足。这足以认定医方没有尽到与当时医疗水平相应的注意义务，在法律上已经构成医疗过失。也就是说，如果能够确定口服阿司匹林客观上有可能导致硬脊膜外血肿或前列腺术中或术后大出血等损害后果，就可以认定二者之间具有因果关系，并不要求口服阿司匹林的损害行为与硬脊膜外血肿、前列腺术中

或术后大出血之间具有必然的联系，强调"原因"导致"后果"的"可能性"。由于没有哪位医师能用理论或事实否定其口服阿司匹林导致硬脊膜外血肿或前列腺围手术期大出血的"可能性"，所以专家最后可以认定：BPH围手术期未停服阿司匹林，造成硬脊膜外血肿或术中、术后大出血，存在因果关系。

同样，BPH围手术期如果停用阿司匹林（同时也无其他抗凝替代治疗），并且发生肺栓塞、心肌梗死等心血管事件，专家可以从另外一个角度分析：医方对停用阿司匹林后可导致心血管事件的风险性严重缺乏认识，术前没有高度注意到心血管事件发生的可能性，停用阿司匹林后缺少相应的替代治疗，术前预防心血管事件的经验不足。这同样足以认定医方没有尽到与当时医疗水平相应的注意义务，同样在法律上已经构成医疗过失。

结合上述分析，笔者认为，不论BPH围手术期服用还是停用阿司匹林，只要造成与此对应的损害后果，而且又无充分理由否定"原因"与"后果"的可能关系时，均构成医疗侵权。

四、BPH围手术期是否停用阿司匹林急需指南规范

根据《中华人民共和国执业医师法》，执业医师在执业活动中，必须履行"遵守法律、法规，遵守技术操作规范"的法定义务。为了对患者的生命健康权尽到充分的注意义务，医师的所有诊疗行为都应以最大限度地保证其生命健康安全为前提，最大限度地提高安全系数，在不给患者造成不必要损害的前提下，恰当地决定治疗方案，这是医师应尽的职责，也是《中华人民共和国执业医师法》规定医师必须遵守的法定义务。

随着我国老龄化社会的到来，以及老年心脑血管疾病发病率的迅速增高，越来越多的人使用物美价廉的阿司匹林来降低急性心血管事件的发生率。但对于BPH围手术期来说，是否正常使用阿司匹林成为困扰麻醉科医师（选择硬脊膜外或腰硬联合麻醉者）及泌尿外科医师的棘手问题。术前不停用阿司匹林有可能导致硬脊膜外血肿或手术中、术后严重出血，停用阿司匹林则可以降低这种风险，但同时围手术期心血管意外的风险又将明显升高。如何衡量这种利弊关系是广大泌尿外科医师及麻醉科医师共同关注的焦点问题。希望外科、麻醉科、心内科、老年医学科等相关专家共同探讨此相关问题，尽早制定BPH围手术期使用阿司匹林的指南规范，包括BPH围手术期阿司匹林的停或用的具体时间、剂量、个体化差异的详细标准，以及阿司匹林停用

后其他药物替代治疗等，来减少因临床实践操作不规范带来的医疗纠纷隐患。

综上所述，笔者认为，对于泌尿外科医师来说，前列腺手术做得再漂亮，但术后患者未能安全出院而出现猝死，总会让医师感到内疚和遗憾。而在病例讨论时，也常常会发现我们的注意义务尚存有这样或那样的不足，我们很有必要学做"事前诸葛亮"。另外，依法行医要落实到临床医疗活动的每一个环节中，BPH 围手术期阿司匹林的规范应用这一环节只有出台临床可循的医疗规范，才能让医师在诊疗过程中做到医学与法学的有机结合，对 BPH 围手术期阿司匹林的规范应用才能达成广泛的共识，并且 BPH 围手术期猝死后医患纠纷的处理才能有科学、严谨、公平、公正的指南可依。

第三节　前列腺增生与膀胱老化和（或）神经源性膀胱并存的相关思考

良性前列腺增生（BPH）是泌尿外科常见病、多发病，而目前治疗 BPH 最有效的办法就是手术治疗，而在 BPH 手术知情同意书签字时，医师基本上都会将尿失禁、再次出现排尿困难列入手术并发症并写入知情同意书中，往往忽略前列腺增生与膀胱老化和（或）神经源性膀胱并存这一客观现实问题，从而为医患纠纷埋下伏笔。《医疗事故处理条例》第十一条规定：在医疗活动中，医疗机构及其医务人员应当将患者的病情、医疗措施、医疗风险等如实告知患者，及时解答其咨询。对此，笔者现结合医疗相关法规就前列腺增生与膀胱老化和（或）神经源性膀胱并存这一现实问题提出以下几点思考。

一、BPH、膀胱老化、神经源性膀胱三者的关系

近年来，研究发现男性肥胖、高血压、高脂血症、动脉粥样硬化、糖尿病等与 BPH 的发生发展具有显著的相关性，而膀胱老化及糖尿病、脑出血、脑血栓、老年痴呆、帕金森综合征、多系统萎缩等所并发的神经源性膀胱同样与上述相关因素密不可分。膀胱老化的病因就是膀胱壁慢性缺血，研究发现导致膀胱壁慢性缺血的最常见因素就是血脂增高、动脉粥样硬化、血糖升

高、尿潴留等，从而导致膀胱壁的多种组织结构，如平滑肌细胞的减少、细胞间隙增宽、胶原沉积、血管密度减低等退行性改变，导致患者出现尿频、尿急、排尿困难、夜间增多、尿失禁等下尿路症状，这些下尿路症状很难与BPH 所产生的下尿路症状分得一清二楚。另外，脑血栓等所致的神经源性膀胱，其病因、下尿路症状与 BPH 也有高度的关联性与相似性，同样也会出现上述下尿路症状。这就提示我们，老年 BPH、膀胱老化、神经源性膀胱三者的下尿路症状既有显著相似性，又有复杂多样性，症状相互交织，难以区分，这就需要泌尿外科医师提高相关认识，翔实充分地告知 BPH 患者，赢得患者及其家属对 BPH 治疗复杂性的理解与支持。

泌尿外科医师早已熟知单纯 BPH 能导致排尿功能障碍，也知晓膀胱老化与神经源性膀胱均可发生排尿功能障碍，而对 BPH 并存膀胱老化和（或）神经源性膀胱尚认识不足，由于 BPH、膀胱老化、神经源性膀胱均多发生于老年，故 BPH 与膀胱老化和（或）神经源性膀胱并存在临床中并不少见，有时因三者关系密不可分，也给治疗带来复杂性、多变性、不可预料性。

二、BPH 如果并存膀胱老化和（或）神经源性膀胱，应同时列入诊断等医疗文书中

笔者在临床中发现，BPH 并存膀胱老化和（或）神经源性膀胱较为常见，而临床医师在患者入出院诊断中往往忽略膀胱老化和（或）神经源性膀胱之诊断。一旦手术后出现疗效不佳、尿失禁等，患者很可能以告知不全面而追究相应责任。例如，有 1 例 78 岁的 BPH 伴慢性尿潴留患者，查体见膀胱膨胀至脐上四指，入院后行保留导尿，第 1 次从膀胱内放出 2000 mL 尿液，间隔 6 h 再次从膀胱内放出 2000 mL 尿液，入院后 12 小时第 3 次从膀胱内放出 2000 mL 尿液，6000 mL 尿液憋在膀胱内，膀胱逼尿肌老化程度可想而知，可是床位医师在病历中仅诊断尿潴留、BPH。结果在前列腺手术后第 5 天拔除导尿管后患者不能自然排尿，再次保留导尿，1 周后再次拔除导尿管，患者仍不能自然排尿，此患者家属以疗效不佳要求医院赔偿医药费、护理费等。手术医师接着解释是因保留导尿期间未进行膀胱功能训练所致，并再次让患者家属耐心等待 10 天，按时放尿，锻炼膀胱功能。可 10 天后拔除导尿管，患者仍不能自然排尿，最终经调解，医院赔偿患者 2 万元。

如果老年男性具有排尿困难、尿频等下尿路症状，医生一般会诊断为BPH，但手术治疗后仍有近 30% 患者的下尿路症状不易缓解。曾有学者报道

BPH 所引起的下尿路症状的比例为 55%，而另有 45% 患者的下尿路症状是由膀胱功能障碍引起的，后者容易被误认为是 BPH 所致，单纯的 BPH 治疗效果不佳，从而导致医疗赔偿。同样，BPH 并存神经源性膀胱也是如此。据流行病学调查显示，在神经源性膀胱的病因中，糖尿病并发神经源性膀胱中约 40% 左右可出现排尿困难；老年性痴呆并发神经源性膀胱约 50% 出现尿失禁，15% 表现为排尿困难；脑基底节病变中 37% 出现排尿不畅，10% 表现为尿失禁；脑血管意外后遗症中 25% 表现为排尿困难，45% 表现为尿失禁。

在泌尿外科临床中，遇到老年排尿困难，医生往往只想到 BPH 单一诊断，最容易忽视其他相关疾病的诊断，这给医患纠纷埋下隐患。《中华人民共和国侵权责任法》第五十五条规定：医务人员在诊疗活动中应当向患者说明病情和医疗措施。需要实施手术、特殊检查、特殊治疗的，医务人员应当及时向患者说明医疗风险、替代医疗方案等情况，并取得其书面同意。患者明明合并膀胱老化和（或）神经源性膀胱，可是医师在入出院诊断中既未写入，告知中也未说明，如果患者术后效果不理想，医师又如何解释？而医疗纠纷鉴定是鉴定专家通过审查病历资料，首先对医疗行为判断是否存在过失，其次再确定医疗损害的后果，最后推断医疗过失与损害后果之间是否存在因果关系。而医师的医疗行为是否存在过失，必须确定医师在医疗行为中是否尽了基本义务，并且证明医师是否违反了这种义务。上述案例就是因为在行前列腺手术前未尽到充分告知义务，医疗文书中也证明告知欠全面，患者因而获得经济赔偿。实际上此案例是因 BPH 与膀胱老化并存，医师认识不到位，术后依然排尿困难实质上是因膀胱老化这一并存病所致的自身损害，而不是医疗行为的损害，如果在告知中将膀胱老化并存翔实地记入医疗文书中，在医疗纠纷鉴定中至少不会处于被动局面，医疗侵权责任应该微乎其微。

三、BPH 并存膀胱老化和（或）神经源性膀胱时，应慎重选择前列腺手术及手术方式

BPH 手术的目的是降低膀胱出口阻力，而在 BPH 手术前患者及其家属最关心两个问题：一是能否保证手术效果；二是能否保证手术后不出现尿失禁。对于这两个问题，如何向患者或其家属解释不能保证的原因就显得十分重要。例如，有 1 例 82 岁的 BPH 患者，1 年前因患脑血栓遗留右侧肢体偏瘫，时有排尿困难，后经康复训练，患者能站立行走，平时膀胱残余尿 150 mL 左右。15 天前患者因尿潴留行保留导尿，急诊入院前 10 h 拔出导尿管后因不能排尿

再次给予保留导尿，2 周后拔除导尿管，患者仍然不能正常排尿，再次保留导尿，并服用保列治、盐酸坦洛新，又过 10 天拔除导尿管还是不能自然排尿，患者家属有点急躁，要求医师给患者做手术。《临床技术操作规范：泌尿外科分册》在经尿道前列腺切除手术禁忌证中已注明："各种原因引起之神经源性膀胱或逼尿肌严重受损不适宜手术治疗"。《中华人民共和国执业医师法》第二十二条规定：医师在执业活动中必须履行"遵守法律、法规，遵守技术操作规范"的法定义务。遵守技术操作规范，对于 BPH 来说，首先应该掌握 BPH 手术的禁忌证和适应证，对属于禁忌证的手术，一般应该禁止施行。这时，医师建议行膀胱造瘘治疗，以防长时间保留导尿继发下尿路严重感染，可患者家属坚决不同意膀胱造瘘。为了对此患者的生命健康权尽到充分的注意义务，后来全院组织会诊，并反复与患者家属沟通，经过讨论，十分慎重地选择了目前创伤最小、手术时间最短（5~10 min）、安全系数最高、疗效可靠的经尿道前列腺扩开术治疗，结果术后第 6 天拔除尿管后即可正常排尿。

结合上述案例，笔者认为，由于此例患者在诊疗过程中，医生既未违反操作规范，又严格遵守会诊制度，同时又尽到了充分的告知义务与注意义务，虽然住院时间长、花费多，但由于沟通到位，患者家属无任何怨言。这也说明在老年 BPH 手术前与患者及其家属沟通显得多么重要。前列腺手术后排尿困难不能改善或出现尿失禁，是医患双方均不希望发生的，但是在医患双方真诚细致沟通及换位思考后，临床医师已尽到翔实的告知义务及充分的注意义务，一旦出现疗效不佳或尿失禁并发症，患者家属应该是理解的。另外，在沟通时一定要向患者及其家属讲清 BPH 并存膀胱老化和（或）神经源性膀胱的复杂性，以及治疗效果的不确定性，BPH 术后仍然排尿困难或尿失禁可能是并存的膀胱老化和（或）神经源性膀胱所致，不是手术并发症，而是疾病并发症。疾病并发症通常认为是难以避免或难以防范的并发症，比如脑血管病变后遗症中，12%~39% 表现为排尿困难，37%~58% 表现为尿失禁，这样的发生概率足以说明难以避免或难以防范之道理。BPH 并存神经源性膀胱，能否行前列腺手术，也是临床医师需要注意的。此例患者本来已不适合行经膀胱前列腺切除术及经尿道前列腺切除术，最后选择了相对安全且保留前列腺的经尿道前列腺扩开术，尽到了充分的注意义务，而且又获得了较好的效果，这也是医患双方共同期盼的结果。

鉴于上述思考，笔者认为，BPH 与膀胱老化和（或）神经源性膀胱并存在临床中并不少见，医师除要全面检查前列腺外，一定要通过各种细致的检查来明确膀胱老化和（或）神经源性膀胱的严重程度，选择恰当的治疗方案来改善排尿功能障碍，从而减少永久膀胱造瘘，最大限度地提高患者的生活质量。BPH与膀胱老化和（或）神经源性膀胱并存这一难题在临床中并不可怕，可怕的是临床医师对此缺乏认识，导致告知不全面、沟通不细致、解释欠深刻。因此，在BPH手术前，医师必须全面翔实地向患者及其家属告知和说明，告知和说明的内容一定要记录在相关医疗文书中，并要全面细致，以免导致纠纷。

第四节　外科医师要学做"法医"

外科医师如今面临越来越大的压力及严峻的挑战，一方面外科医师的工作本身具有高风险性；另一方面患者或其家属对疾病治疗效果的期望值越来越高，一旦在诊疗过程中并发症或非理想的后果的出现，就会引发医患纠纷。为了预防医患纠纷的发生，近几年来外科医师在加强责任心、提高医疗技术水平方面下了很大的功夫，但这还远远不够。笔者认为，工作在医患纠纷"重灾区"的外科医师，不但要学习诊疗技术，而且要学习相关法律，依法执业、规范诊疗、防范纠纷，这对外科医师来说尤为重要。现如今，造就一支知法、懂法、又会用法的高素质外科医疗队伍，对确保医疗安全将会起到显著的、积极的作用。

一、在患者的诊疗过程中总能找到不足，医患需要沟通再沟通

《中华人民共和国侵权责任法》第五十五条规定：医务人员在诊疗活动中应当向患者说明病情和医疗措施。需要实施手术、特殊检查、特殊治疗的，医务人员应当及时向患者说明医疗风险、替代医疗方案等情况，并取得其书面同意；不宜向患者说明的，应当向患者的近亲属说明，并取得其书面同意。医务人员未尽到前款义务，造成患者损害的，医疗机构应当承担赔偿责任。另外，该法第五十七条还规定：医务人员在诊疗活动中未尽到与当时的医疗水平相应的诊疗义务，造成患者损害的，医疗机构应当承担赔偿责任。上述第五十五条规定，实际上是让医师做好充分、翔实的说明与告知义务；第五

十七条规定，实际上是让医师做好全面、细致的注意义务。笔者认为，这两项义务讲起来容易做起来难，因为医学中的未知数太多，临床中的难题接二连三，诊疗中的复杂因素、巧合因素不胜枚举。比如某位腹痛患者，虽然经过多种检查，但最后不能确诊的患者可以说比比皆是，在未能确诊的前提下，医师的说明与告知有时让患者半信半疑，而对于未确诊的患者，医师的注意义务应向何方努力呢？加上临床中的少见病、罕见病、疑难病众多，医师充分尽到与当时的医疗水平相应的诊疗义务谈何容易。可在民事诉讼中，律师往往是事后"诸葛亮"，指责医方存在诸多不足，最终医方不得不承担赔偿。

因此，外科医师与患者及其家属的充分沟通就显得十分重要，这种沟通必须是翔实的、和蔼的、客观的、真诚的、通俗易懂的，同时这种沟通必须做到随时、多次，如果沟通不到位，带来的必然是纠纷或隐患。

二、手术做得再好，出现手术并发症就有可能存在侵权

《中华人民共和国侵权责任法》第五十四条规定：患者在诊疗活动中受到损害，医疗机构及其医务人员有过错的，由医疗机构承担赔偿责任。

就并发症而言，临床中的并发症有两种：一类是由原发疾病发展而来的，也称"疾病并发症"；另一类是由诊疗外力所致的，也称"医疗并发症"，比如胆囊切除术并发胆管损伤。《医疗事故处理条例》规定：在医疗活动中，由于患者病情异常或体质特殊而发生医疗意外的不属于医疗事故，不属于医疗事故的不良后果必须是"无法预料"或"不能防范"的。由于医疗并发症绝大部分都是可以预料的，大多也可以防范，因此一旦出现手术并发症就有可能被指侵权。

因此，为了降低手术并发症的发生率，外科医师应在实施手术前充分讨论手术时机是否适宜，有无手术适应征和禁忌证，手术方案是否正确，术前准备是否完善，是否对可以避免的并发症充分预见并且是否有相应的有效的防范措施等，还要与患者及其家属充分沟通。只有外科医师尽到充分预见、防范、救治等一系列针对性的注意义务，才能最大限度地降低手术并发症的发生率。

三、患者或其家属在手术知情同意书上签字，不是医疗过失行为免责的理由

在《中华人民共和国执业医师法》《医疗机构管理条例》和《医疗事故处理条例》中明确规定：医疗机构和医务人员施行手术、特殊检查或者特殊

治疗时，必须取得患者同意并签字后，医疗机构和医务人员才能实施相应的医疗行为。如果医疗机构和医务人员违反了此规定，应承担相应的责任。

那么，患者或其家属已在手术知情同意书上签字，是不是医疗机构和医务人员对患者手术后的一切不良后果就能免去责任呢？显然不是，患者或其家属在手术知情同意书上签字，并不代表患者或其家属同意免除手术中或手术后医师的医疗过失行为或操作不当及违规操作造成损害的责任。因此，患者或其家属在手术同意书上签字，不能作为医疗过失行为免责的理由。比如，在行胃大部切除术中，由于手术医师操作粗暴，导致术中脾损伤而行脾切除，虽然在手术知情同意书上已注明"可能损伤胃周围器官"，但依然要承担赔偿责任。因此，在外科疾病的诊疗过程中，即使让患者或其家属签署了针对不良后果的"生死状"，但只要医师存在过失，医院就要承担医疗侵权责任。

四、外科医师规范应用抗菌药物势在必行

外科医师在做无张力疝修补、甲状腺叶切除等无菌手术后常规应用一种或几种抗菌药物，用于预防切口感染，其目的无可非议，但如果不能规范应用抗菌药物，一旦出现切口感染，医生则有可能承担赔偿责任。比如，某患者施行无张力疝修补术 6 h 后才开始第一次应用抗菌药物，虽然又连续应用了 7 天抗菌药物，结果还是出现了切口感染，因此与医院产生纠纷，最后医院赔偿患者 8000 元，当事医师对赔偿并不理解，总认为自己是冤枉的。《医疗事故处理条例》第五条明文规定：医疗机构及其医务人员在医疗活动中，必须严格遵守医疗卫生管理法律、行政法规、部门规章和诊疗护理规范、常规，恪守医疗服务职业道德。因此，如果违反了这个规定，就是违反了卫生法规。

2012 年 8 月 1 日起施行的《抗菌药物临床应用管理办法》（原中华人民共和国卫生部第 84 号令）中第五十二条规定：医生未按照本办法规定开具抗菌药物处方，造成严重后果的，给予警告或责令暂停六个月以上一年以下执业活动；情节严重的，吊销其执业证书。而在中华人民共和国原卫生部 2004 年 285 号文《抗菌药物临床应用指导原则》中明确规定：无菌手术如用于预防感染，抗菌药物应在术前 0.5 ~ 2 h 内给药，或麻醉开始时给药，如果手术时间超过 3 h，术中再给予一次抗菌药物。按照医疗过失推定规则，如医务人员的行为违反了医疗卫生管理法律、行政法规、部门规章和诊疗规范，就足以认定其医疗行为存有过失。上述案例中，显然切口感染与抗菌药物未能规范

应用存在因果关系，故理应赔偿。因此，外科医师规范应用抗菌药物势在必行。

五、不构成医疗事故，可能依然要赔偿

《医疗事故处理条例》第四十九条第二款规定：不属于医疗事故的，医疗机构不承担赔偿责任。因此，临床医师大多认为，只要不构成医疗事故，医疗机构就不赔偿，但《中华人民共和国民法通则》第一百零六条规定：公民、法人由于过错侵害他人财产、人身的，应当承担民事责任。这是我国民法确立的对侵权行为造成损害予以救济的基本原则，也是法制社会对人权提供的最基本的法律保障，而对于《医疗事故处理条例》这一部门条例，显然不可能与民事基本法的这一基本原则相抵触。因此，即使未鉴定为医疗事故，但如果存在一定的医疗过错行为，同时又造成了人身损害，医方依然要承担赔偿责任。

南京市医学会医疗事故技术鉴定工作办公室边永前主任曾说过这样一句话："在医疗实践中，所有的医案都不是完美无缺的，这是医疗行业特点所决定的。即使一个车祸濒临死亡的患者，经过救治后无任何并发症痊愈出院，再对该医案进行事后评价，或多或少都存在一些瑕疵。"而对于这些瑕疵，即所谓的过错，在法官那里往往是判定医疗机构承担赔偿责任的理由。

因此，面对如今我国医患纠纷案件越来越多、医患矛盾日益突出、恶性伤医案件频频发生的局面，外科医师应从医疗侵权责任的角度，重新认识外科疾病的复杂性、多样性及外科手术的高风险性，进一步理解术前、术后与患者及其家属充分沟通的重要性。

第十一章

经尿道柱状水囊前列腺扩开术治疗良性前列腺增生的现状与展望

　　BPH 是危害中老年男性健康的一种常见病，数十年来，泌尿外科工作者应用各种前列腺手术治疗方法为众多的 BPH 患者解除了病痛，恢复了排尿功能，功不可没。但是，各种前列腺手术治疗所带来的创伤及术后并发症，不仅使一些 BPH 患者因畏惧手术而长期吃药或进行膀胱造瘘，于是目前微创的前列腺扩开术治疗 BPH 的方法应运而生。由于该技术具有操作简便、创伤轻微、近远期效果好、恢复快、并发症少等优点，深受患者欢迎，也引起了全国泌尿外科同仁的极大关注。正如郭应禄院士所说："能够为众多患者解决实际问题的技术就是好技术，不一定非得盯着所谓高精尖，识别出好的土技术而造福广大患者，同样能有所作为。"

　　但是，前列腺扩开术最初的基础理论和实验研究滞后于临术应用技术的推广。前期理论指导的不到位和学术观点的分歧，造成了该技术认识上的偏差和临床实践中的盲目性及随意性，影响了该技术的广泛推广与应用。就在前列腺扩开术几近夭折之际，北京大学郭应禄院士伸出援助之手，借助于国内一流水平的研究平台，对前列腺扩开术进行扩裂导管定型、动物实验、临床试用等系列研究，阐明了前列腺扩开术的治疗创新机制，彻底打破了百余年来前列腺增生只能在包膜内治疗的传统观念，创新性地将前列腺扩开术改写为史无前例的前列腺包膜扩开学说，也就是前列腺及包膜被裂开→裂开处组织垫形成→尿道压降低→膀胱出口梗阻解除。如今，在郭应禄院士等科研团队带领下，前列腺扩开术已在全国广泛推广。但在推广的过程中也存在各种问题，比如 BPH 的适应证掌握不严，使一些不适宜做前列腺扩开术的患者接受了前列腺扩开术，其结果不仅无效，有的还加重了下尿路症状，既延误了及时正确的治疗，又浪费了医疗资源，增加了患者的负担，也给前列腺扩开术造成负面影响。比如，对于老年男性患者的下尿路症状，有的医师在诊断和治疗方面都更注重 BPH 或膀胱出口梗阻，把男性下尿路症状与 BPH 画等号，据统计，BPH 患者中只有 25% ~ 50% 的患者出现下尿路症状；反之，在男性下尿路症状患者中，只有 50% 的患者经尿流动力学证实为膀胱出口梗阻。因此，对于男性下尿路症状患者的诊断思路不能仅局限于前列腺疾病所引起的尿路梗阻。同样，过去老年男性夜尿只被视为 BPH 的附带症状之一，但现在研究者清楚地认识到，夜尿也可由除泌尿系统疾病外的相关疾病所引起，如心脑血管因素及神经内分泌因素等可引起夜尿，泌尿外科医师在诊断 BPH 前应充分考虑非本专业的病因，以便及时将患者转至相应科室治疗。因此，选择前列腺扩开术的适应证是有一定限度的，不能仅凭主观热情而人为地扩大适应证范围，更不能把所有不能耐受前列腺电切术或激光手术者，试图以前列腺扩开术来替代，这样既不科学，也不现实。

前列腺扩开术在推广过程中还有一个瓶颈，就是技术操作。虽然全国可开展前列腺扩开术的医院很多，但真正能灵活运用该技术并广泛开展前列腺扩开术的医院并不多，有相当一部分泌尿外科医师不能独立地或较熟练地开展工作，而正是这种"夹生饭"现象给患者的安全构成了极大的威胁或隐患，使本来创伤轻微、痛苦少、恢复快、疗效可靠、并发症少等优点的微创前列腺扩开术，有时变为了重创手术，比如插管过程中插入假道，并在假道内扩开，导致大出血；还有的定位不准，使球部尿道严重损伤。前列腺扩开术本来学习曲线较短，但这一技术为什么难以掌握呢？究其原因，可能是外科医师已习惯于直视下的 TURP 等腔内手术，并且丢弃传统开放性前列腺切除术多年，一时对动手能力要求较高的前列腺扩开术难以适应，加上开展前列腺扩开术的例数较少，积累经验不多，从而影响了前列腺扩开术的推广速度。由于用于前列腺扩开术的扩开导管不断改进，定位突与内囊和外囊的囊尾保持适当距离，因而为保护外括约肌提供重要标志。加上内囊比过去明显缩短，而外囊又明显加长，这为前列腺扩开术提供了重要定位与扩开保障，因此熟悉技术操作步骤后，前列腺扩开术实际上并不复杂。一般情况下，没有必要再用输尿管镜、X 线、彩超等辅助定位，除进行研究或教学外，任何其他辅助式的前列腺扩裂导管内囊定位，均是不推崇的。这样做不但增加了患者负担，延长手术时间，也增加手术损伤或污染概率。近年来，在电切镜辅助下行前列腺扩开术，已得到广大泌尿外科同仁的广泛认可与推崇，从而使选管更加准确，裂开方向更易把控，扩开术后更易止血，一些形态不规则的前列腺增生，比如像膀胱内突出者，也能行前列腺扩开术。随着前列腺扩开术这一技术的发展与完善，新材料、新技术的应用，直视下前列腺扩开术必将突破目前的技术操作瓶颈。

由于人体组织结构和功能极为复杂，特别是老年患者，因而 BPH 的治疗将会变得更为复杂多变，下尿路症状很可能是由多因素、多机制所致。即使在医学科技高度发达的将来，我们也无法完全避免泌尿外科临床中的不确定性或不理想的治疗效果。为 BPH 患者提供量体裁衣式的外科服务应是我们遵循的原则，我们应站在人道主义的高度，权衡各种 BPH 治疗技术的利弊，选择更有利于患者康复的治疗方法，最终使患者最大化获益。我们期待通过构建精准医学产学研一体化，推动前列腺扩开术向精准外科、完美外科的目标不断迈进。

参考文献

［１］马骏．前列腺的解剖和组织学［Ｍ］//张玉海，邵强．前列腺外科．北京：人民卫生出版社，2001：3－17.

［２］邵强．前列腺生理学［Ｍ］//张玉海，邵强．前列腺外科．北京：人民卫生出版社，2001：18－40.

［３］邵强．前列腺疾病的诊断方法［Ｍ］//张玉海，邵强．前列腺外科．北京：人民卫生出版社，2001：44－52.

［４］张磊，马骏．良性前列腺增生症的病因、病理［Ｍ］//张玉海，邵强．前列腺外科．北京：人民卫生出版社，2001：102－116.

［５］张磊，谢志宏，胡玉敏．良性前列腺增生症的临床表现与诊断［Ｍ］//张玉海，邵强．前列腺外科．北京：人民卫生出版社，2001：117－136.

［６］郭应禄．经尿道柱状水囊前列腺扩开术［Ｍ］．北京：北京大学医学出版社，2015：61－110.

［７］张玉海．膀胱排尿功能障碍［Ｍ］．北京：人民卫生出版社，2000：1－142.

［８］邓春华．尿道括约肌的解剖［Ｍ］//刘继红．男科手术学．北京：北京科学技术出版社，2006：18－20.

［９］赵勇，孙鹏，蒋维，等．前列腺疾病［Ｍ］//金讯波，刘奇．泌尿微创外科技术．北京：人民军医出版社，2009：166－179.

［１０］文建国，李金升，王志敏，等．中老年人膀胱过度活动症患病率调查及危险因素分析［Ｊ］．中华泌尿外科杂志，2012，33（11）：831－835.

［１１］郝宗耀，梁朝朝．慢性前列腺炎与间质性膀胱炎［Ｊ］．中华泌尿外科杂志，2007，28（1）：63－65.

［１２］严秋哲，杨勇，朱绪辉，等．麻醉下水扩张诊断间质性膀胱炎［Ｊ］．中华泌尿外科杂志，2007，28（11）：756－758.

［１３］刘一道，蚌凌青，汪桃生，等．腺性膀胱炎的诊断与治疗［Ｊ］．现代泌尿外科杂志，2008，13（2）：136－137.

［14］韩精超，夏溟，白焱，等．经尿道前列腺切除术围手术期高危因素的处理经验［J］．中华泌尿外科，2013，34（11）：843－845．

［15］陈尚送．经尿道部分前列腺电切术治疗78例高龄高危BPH［J］．现代泌尿外科杂志，2010，15（5）：381－382．

［16］赵勇，陈修德，王正，等．膀胱颈部梗阻［M］//金汛波，刘奇．泌尿微创外科技术．北京：人民军医出版社，2009：163－165．

［17］关志忱，周锦棠．膀胱过度活动症膀胱内药物治疗［J］．中华泌尿外科杂志，2007，28（1）：68－70．

［18］廖利民．膀胱过度活动症发病机制以及治疗现状［J］．中华泌尿外科杂志，2012，33（9）：699－700．

［19］王东文．膀胱过度活动症生物学标志物研究进展［J］．中华泌尿外科杂志，2013，34（11）：870－873．

［20］李建勇，程树林，陈双全，等．BPH合并浅表膀胱癌的同期手术［J］．四川医学，2013，34（8）：1116－1117．

［21］宋波，李龙坤．排尿功能障碍性疾病诊治进展［J］．中华泌尿外科杂志，2012，33（9）：651－653．

［22］张宁，杨勇．尿路症状病因新解：膀胱老化［N］．健康报（实用医学版），2008－10－20．

［23］吴军卫，文建国，邢玉英，等．中老年隐性脊柱裂患病率及其与膀胱过度活动症相关性的研究［J］．中华泌尿外科杂志，2015，36（12）：899－903．

［24］曹军，李友芳，陈琦．盆腔脂肪增多症的诊断与治疗［J］．现代泌尿外科杂志，2006，11（5）：289－291．

［25］沈百欣，卫中庆，丁留成，等．索利那新联合坦索罗辛治疗男性帕金森病患者下尿路症状的疗效观察［J］．中华泌尿外科杂志，2015，36（1）：63－65．

［26］周哲，王义，蔡建良，等．中老年男性代谢综合征和前列腺增生关系的研究［J］．中华泌尿外科杂志，2012，33（5）：373－377．

［27］郭环宇，黄浩，郁建迪，等．胰岛素抵抗与不同年龄老年人良性前列腺增生的相关性［J］．中华老年医学杂志，2013，32（4）：365－367．

［28］沈文．局部缺血缺氧与前列腺增生［J］．中国男科学杂志，2009，23（6）：71－72．

［29］段春波，石婧，刘雪荣，等．农村老年人尿失禁治疗情况和疾病负担研究［J］．中华老年医学杂志，2012，31（1）：73-75．

［30］李涛，谢克基，汤平，等．良性前列腺增生膀胱出口梗阻的评估［J］．国际泌尿系统杂志，2007，27（3）：297-299．

［31］苏磊，吴芳，何文．前列腺切除或活检围术期停用阿司匹林致心脑血管事件分析并文献复习［J］．中华老年医学杂志，2012，31（11）：941-942．

［32］何二宝，李解方．不同剂量非那雄胺减少 TURP 术中出血的临床研究［J］．现代医药卫生，2011，27（22）：3383-3384．

［33］庞磊，王东文．非那雄胺对前列腺增生症患者经尿道前列腺电切除术中及术后出血影响的研究进展［J］．山西医药杂志，2009，38（4）：355-356．

［34］樊东东，王凯，靳松，等．5α-还原酶在人前列腺组织中的差异性表达及其抑制剂治疗前列腺疾病的临床应用［J］．中华泌尿外科杂志，2015，36（1）：75-77．

［35］袁道彰，徐晓龙，苏泽轩，等．透明质酸钠溶液膀胱扩张术治疗氯胺酮性膀胱炎的疗效观察［J］．中华泌尿外科杂志，2015，36（1）：35-38．

［36］刘毅，刘志坚，范宇，等．膀胱过度充盈对超声检查测量残余尿准确性的影响［J］．中华泌尿外科杂志，2016，37（5）：368-370．

［37］马宁．前列腺手术麻醉［M］//张玉海，邵强．前列腺外科．北京：人民卫生出版社，2001：75-91．

［38］王翔，周晓峰，李程，等．前列腺局部麻醉在穿刺术中的应用［J］．中华泌尿外科杂志，2007，28（6）：404-406．

［39］李聪，刘征，叶章群，等．托特罗定预防全麻术后患者导尿管相关不适症状的研究［J］．中华泌尿外科杂志，2012，33（9）：689-691．

［40］刘宁，满立波，何峰，等．采用排尿功率联合膀胱收缩指数评价膀胱代偿能力的研究［J］．中华泌尿外科杂，2016，37（1）：68-69．

［41］刘丹，乔庐东，陈山．BPH 急性尿潴留患者尿流动力学分析［J］．中国男科杂志，2011，25（2）：46-48．

［42］严维刚，纪志刚，李汉忠．经会阴前列腺穿刺活检的再认识［J］．中华外科杂志，2016，54（2）：153-156．

［43］许晓文，徐耀庭，李杜渐，等．5例 BPH 患者 PSA＞60 ng/ml 的原因分析及治疗选择［J］．中国男科学杂志，2011，25（2）：49-51．

［44］徐世田，陈祥东．血清前列腺特异抗原浓度的影响因素［J］．中国男

科学杂志，2012，26（5）：64－67.

［45］黄涛，虞永江，徐丁，等. 术前 B 超检查参数在预测经尿道前列腺切除术疗效中的价值［J］. 中华泌尿外科杂志，2015，36（7）：523－527.

［46］陈斌. 经尿道前列腺等离子电切术治疗 BPH163 例临床疗效分析［J］. 中国现代手术学杂志，2012，16（1）：49－51.

［47］康健，齐隽，黄涛，等. 5α-还原酶和 α-受体阻断剂联合治疗对 BPH 患者中央区腺体增生的效果评价［J］. 中华老年医学杂志，2013，32（4）：372－374.

［48］张明博，付帅，周昀，等. 剪切波超声弹性成像评价 BPH 患者出口梗阻研究［J］. 中华泌尿外科杂志，2014，35（4）：282－287.

［49］刘继红. 尿道括约肌的解剖［M］//刘继红. 男科手术学. 北京：北京科学技术出版社，2006：18－20.

［50］蔡蕴敏. 致伤原因分类［M］//细说慢性伤口与护理. 上海：第二军医大学出版社，2016：13－26.

［51］叶敏，朱英坚，王伟明，等. 经尿道前列腺电切术与汽化切除术的并发症分析［J］. 中华泌尿外科杂志，2006，27（8）：563－566.

［52］蒋玉梅，龚永光，白晓静. TURP 后早期拔除尿管的可行性及安全性［J］. 现代泌尿外科杂志，2010，15（5）：379－380.

［53］潘柏年，张凯. 提高 TURP 的水平与安全性［J］. 中华泌尿外科杂志，2009，30（10）：653－655.

［54］任玉征，黄永斌，胡伟，等. 盐酸屈他维林与硬膜外自控镇痛泵防治前列腺切除术后膀胱痉挛的疗效比较［J］. 中国男科学杂志，2013（8）：46－48，50.

［55］郭立华，张谦，范应用，等. 索利那新治疗小儿尿道下裂术后膀胱痉挛的疗效分析［J］. 中华泌尿外科杂志，2016，37（6）：454－457.

［56］李聪，刘征，叶章群，等. 托特罗啶预防全麻术后患者导尿管相关不适症状的研究［J］. 中华泌尿外科杂志，2012，33（9）：689－691.

［57］郭君平. 不射精症的诊治进展［J］. 国际泌尿系统杂志，2008，28（6）：822－824.

［58］王云彬. 下尿路综合征与勃起功能障碍关系研究进展［J］. 国际泌尿系统杂志，2007，27（1）：59－62.

［59］王大伟. 下尿路症状与勃起功能障碍相关性研究［J］. 中国男科杂

志，2012，26（7）：67－69.

［60］徐章寿，王君，宋猛，等．前列腺等离子切除术后再次排尿困难的原因分析［J］．现代泌尿外科杂志，2008，13（5）：394－395.

［61］王栋，许克新，张晓鹏，等．经尿道前列腺切除术的疗效与术前膀胱逼尿肌压力的相关性研究［J］．中华泌尿外科杂志，2014，35（3）：212－215.

［62］刘希珍，黄永斌，聂锐志，等．经尿道前列腺切除术后再手术原因分析［J］．中国男科学杂志，2009，23（12）：30－31.

［63］李锋．选择性 α_1-受体阻滞剂在经尿道前列腺汽化电切术后早期的应用价值［J］．中华老年医学杂志，2013，32（2）：178－179.

［64］李义，马亚东，靳永胜，等．117 例男性尿道狭窄的病因分析及防治［J］．中国男科学杂志，2012，26（2）：26－28.

［65］傅强．尿道损伤及修复重建手术与性功能的关系［J］．中国男科学杂志，2011，25（2）：57－59.

［66］王忠，陈其，马利民．提高下尿路梗阻的诊治水平［J］．中国男科学杂志，2009，23（12）：1－4.

［67］冯自卫，李东，冼志勇，等．索利那新治疗膀胱过度活动症 106 例报告［J］．现代泌尿外科杂志，2011，16（5）：468－470.

［68］蒋晨，孙凯，陈勇辉，等．坦索罗辛联合索利那新治疗良性前列腺增生伴膀胱过度活动症的临床观察［J］．中华泌尿外科杂志，2011，32（9）：639－642.

［69］叶敏，朱英坚，沈海波，等．前列腺手术后完全尿失禁的手术治疗［J］．中华泌尿外科杂志，2005，26（7）：476－479.

［70］潘柏年，张凯．提高经尿道前列腺电切术的水平与安全性［J］．中华泌尿外科杂志，2009，30（10）：653－655.

［71］M 受体拮抗剂临床应用专家共识编写组．M 受体拮抗剂临床应用专家共识［J］．中华泌尿外科杂志，2014，35（2）：81－86.

［72］张晓鹏，许克新，王栋，等．人工尿道括约肌植入治疗男性重度压力性尿失禁的中期疗效［J］．中华泌尿外科杂志，2014，35（12）：955－956.

［73］葛校军，周伟民，宗益平，等．前列腺增生经尿道电切术近期出血的原因和处理［J］．现代泌尿外科杂志，2010，15（5）：375－376.

［74］朱伟，方主亭，朱庆国，等．超选择性前列腺动脉栓塞术治疗高危良性前列腺增生［J］．中华泌尿外科杂志，2015，36（12）：949－951.

[75] 方克伟，刘晋宏，李海丹，等．泌尿外科术后肺栓塞的临床特点与诊断和防治策略［J］．中华泌尿外科杂志，2014，35（2）：122-125.

[76] 中华医学会外科分会．中国普通外科围手术期血栓预防与管理指南［J］．中华外科杂志，2016，54（5）：321-327.

[77] 杨勇．良性前列腺增生症的治疗目标与药物选择［J］．中华老年医学杂志，2007，26（6）：479-480.

[78] 王忠，陈其，马利民．提高下尿路梗阻的诊治水平［J］．中国男科学杂志，2009，23（12）：1-4.

[79] 董家鸿，张宁．精准外科［J］．中华外科杂志，2015，53（5）：321-323.

[80] 宋奇翔，许传亮，宋波，等．男性下尿路症状保守治疗中的几点变化［J］．中华泌尿外科杂志，2016，37（12）：951-954.

[81] 李小鹰，王建业，于普林．中国老年医学面临的严峻挑战与应对策略［J］．中华老年医学杂志，2013，32（1）：1-2.

[82] 谢立平，秦杰．泌尿外科手术微创化与微创泌尿外科的再认识［J］．中华泌尿外科杂志，2006，27（9）：581-583.

[83] 谢克基，廖士明，李涛，等．良性前列腺增生并急性尿潴留后的逼尿肌功能评估及其临床意义［J］．中华泌尿外科杂志，2006，27（5）：311-313.

[84] 牛海涛，张勤，赵伟，等．良性前列腺并发急性尿潴留的危险因素预测以及临床意义［J］．中华泌尿外科杂志，2007，28（6）：407-410.

[85] 吴阶平，顾方六，郭应禄，等．吴阶平泌尿外科学［M］．济南：山东科技出版社，2004：1224-1225.

[86] 李炎唐．泌尿外科手术并发症预防和处理［M］．北京：人民卫生出版社，2004：134-135.

[87] 胡桑，章启晔，陈建华，等．经尿道前列腺电切术和汽化电切术并发症48例分析［J］．国际泌尿系统杂志，2007，27（4）：438-440.

[88] 邱明星，王东，吴慧敏，等．前列腺指裂术治疗小体积前列腺增生［J］．中华医学杂志，2007，87（26）：1852-1853.

[89] 姜汉胜，阎乐法，王群，等．四腔高压气囊前列腺扩裂导管的研制及应用［J］．中华泌尿外科杂志，1998（3）：154.

[90] 李宁忱，那彦群，林健，等．电化学治疗前列腺增生的体外实验及临床研究［J］．中华泌尿外科杂志，1999，20（1）：41-43.

[91] 张群华，王行环，王刚，等．良性前列腺增生临床诊治指南．中华外科

杂志，2007，45（24）：1704－1707.

［92］Meigs J B，Barry M J，Giovannucci E，et al. Incidence rate and risk factors for acute urinary retention：the health professionals follow up study［J］. J Urol,1999，162（2）：376－382.

［93］Rule A D，Laeber M M，Jacobsen S J，et al. Is benign prostatic hyperplasia a risk factor for chronic renal failure?［J］. J Urol，2005，173（3）：691－696.

［94］Yang Q，Peters T J，Donovan J L，et al. Transurethral incision compared with transurethral resection of the prostate for bladder outlet obstruction：a systematic review and meta-ananlysis of randomized controlled trials［J］. J Urol，2001，165（5）：1526－1532.

［95］Tubaro A，Carter S，Hind A，et al. A prospective study of the safety and efficacy of suprapubic transvesical prostatectomy in patients with benign prostatic hyperplasia［J］. J Urol，2001，166（1）：172－176.

［96］张杰，殷毅，张孝斌，等. 电化学治疗良性前列腺增生实验及临床观察［J］. 中华泌尿外科杂志，2003，24（8）：552－554.

［97］刘加升，马元华，许正国，等. 经尿道前列腺裂开术治疗良性前列腺增生并急性尿潴留［J］. 中华老年医学杂志，2008，27（5）：364－365.

［98］刘加升，马元华，许正国，等. 经尿道前列腺扩裂术与电化学治疗前列腺增生致急性尿潴留的疗效比较［J］. 中国男科学杂志，2008，22（8）：50－52，55.

［99］姜汉胜，赵洪波，艾培兴，等. 复合高压水囊系列导管经尿道扩裂术治疗前列腺增生（62 例报告）［J］. 中国男科学杂志，2003，17（4）：256－258.

［100］母传贤，赫连惠紫. 经尿道高压气囊导管扩裂术治疗前列腺增生疗效分析［J］. 现代泌尿外科杂志，2009，14（5）：395－396.

［101］徐鹏，张丽. 经尿道前列腺汽化术后尿失禁 11 例分析［J］. 中国冶金工业医学杂志2011，28（6）：664－665.

［102］廖利民. 前列腺术后尿失禁及其防治［J］. 临床泌尿外科杂志，2008，23（2）：81－84.

［103］庄乾元，周四维. 经尿道手术学［M］. 武汉：湖北科学技术出版社，2002：125－154.

［104］周林玉，诸禹平，陈友辉，等. 前列腺增生术后前尿道狭窄原因探讨

［J］．中华外科杂志，2004，42（10）：635－636．

［105］李义，叶敏，王加强，等．经尿道前列腺气化电切术后尿道狭窄的防治［J］．中华泌尿外科杂志，2005，26（2）：121－124．

［106］张武，胡永良，陈阳．手术致真性尿失禁合并尿道狭窄医疗纠纷1例［J］．法医学杂志，2011，27（1）：60－61．

［107］王胜明．中华人民共和国侵权责任法释义［M］．北京：法律出版社，2010：47－49．

［108］李佩雯，丁文惠，韩晓宁，等．腹腔内手术围手术期心血管事件及危险因素分析［J］．中华外科杂志，2013，51（1）：18－21．

［109］陈文锴．前列腺切除术后肺动脉栓塞致死亡1例［J］．中国厂矿医学，2007，20（2）：99．

［110］王广宁，周振玉，赵阶友．前列腺增生症开放手术后猝死二例［J］．海南医学，2007，18（6）：41－48．

［111］于俊娟．老年前列腺增生术后肺栓塞猝死病例分析［J］．黑龙江医药科学，2009，32（2）：83．

［112］宋志远，刘志明，薛宗勇．前列腺术后猝死5例［J］．中华临床医药杂志，2003（66）：74．

［113］Yim S J, Cho Y S, Joo K J. Relationship between metabolic syndrome and prostate volume in Korean men under 50 years of age［J］. Korean J Urol, 2011, 52（6）：390－395.

［114］Moul S, Mcvary K T. Lower urinary tract symptoms, obesity and the metabolic syndrome［J］. Curr Opin Urol, 2011, 20（1）：7－12.

［115］曹洁，汪海娅，方宁远．老年前列腺增生与心血管疾病的关系［J］．中华老年医学杂志，2010，29（11）：894－895．

［116］陈星霖，杨群芳，刘存飞，等．老年人代谢综合征与良性前列腺增生的关系［J］．中华老年医学杂志，2011，30（7）：562－565．

［117］Eidelman R S, Herbert P R, Weisman S M, et al. An update on aspirin in the primary prevention of cardiovascular disease［J］. Arch Intern Med, 2003, 163（17）：2006－2010.

［118］郭和清，史济洲，严景民，等．术前服用阿司匹林对经尿道前列腺切除术出血量的影响［J］．临床泌尿外科杂志，2011，24（5）：374－375．

［119］Biondi-Zoccai G G, Lotrionte M, Agostoni P, et al. A systematic review and meta-analysis on the hazards of discontinuing or not adhering to aspirin among 50279 patients at risk for coronary artery disease ［J］. Eur Heart J, 2006, 27 （22）: 2667 - 2674.

［120］叶益聪, 张抒扬. 阿司匹林在几种特殊人群中使用的合理性及安全性 ［J］. 中华心血管病杂志, 2008, 36 （7）: 667 - 669.

［121］Enver M K, Hoh I, Chinegwundoh F I. The management of aspirin in transurethral prostatectomy: current practice in the UK ［J］. Ann R Coll Surg Engl, 2006, 88 （3）: 280 - 283.

［122］曹彬, 孙宏斌, 苏江浩, 等. 代谢综合征与良性前列腺增生临床进展的相关性 ［J］. 中华医学杂志, 2010, 90 （40）: 2823 - 2825.

［123］宋丽清, 张萍. 老年原发性高血压患者动态血压参数与前列腺体积的相关性 ［J］. 中华老年医学杂志, 2010, 29 （11）: 891 - 893.

［124］柯博熙, 陆蓉, 张丹红. 多系统萎缩老年患者早期临床特点分析 ［J］. 中华老年医学杂志, 2012, 31 （11）: 998 - 1001.

［125］廖利民. 神经源性膀胱的治疗现状和进展 ［J］. 中国康复医学杂志, 2011, 26 （3）: 200 - 205.

［126］肖家全, 姚茂银, 杨建军, 等. 前列腺增生伴有神经源性排尿功能障碍的处理 ［J］. 东南大学学报: 医学版, 2001, 20 （4）: 264 - 265.

［127］中华医学会. 临床技术操作规范泌尿外科分册 ［M］. 北京: 人民军医出版社, 2005: 32 - 33.

［128］刘加升, 郭应禄, 马元华, 等. CT 三维成像在经尿道前列腺扩开术中的应用价值 ［J］. 中国男科学杂志, 2012, 26 （12）: 39 - 41.

［129］刘加升. 前列腺手术并发症相关侵权责任的思考 ［J］. 中华外科杂志, 2013, 51 （4）: 375 - 376.

［130］刘加升. 泌尿外科临床工作中若干法律相关问题探析 ［J］. 中华外科杂志, 203, 51 （8）: 755 - 756.

附　录

附录一　前列腺扩开术案例分享

案例一

【病例摘要】

患者，86 岁，伴有高血压、冠心病。前列腺质量为 38 g，因反复尿潴留入院，已排除神经源性膀胱与前尿道狭窄。选用 39B 扩裂导管。术前膀胱充盈下压腹排尿存在明显下尿路梗阻，术后压腹排尿非常通畅，冲洗液接近清亮。扩开术前镜下观察：前列腺尿道狭窄，伴颈口挛缩。扩开术后镜下观察：12 点方位裂开充分，脂肪清晰可见，裂开的前列腺组织位移至 3 点、9 点处，后尿道腔隙明显变大，裂开面出血很少。

【镜下观察】

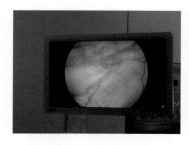

膀胱明显小梁化改变（术前）

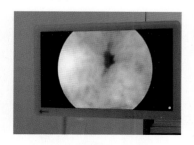

颈口显著挛缩（术前）

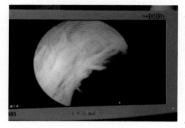

9 点至 12 点方位裂开充分（术后）

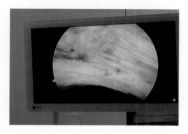

12 点至 3 点方位裂开充分，
脂肪清晰可见（术后）

案例二

【病例摘要】

患者，73 岁，前列腺质量为 39 g，因排尿困难入院（残余尿 90 mL），已排除神经源性膀胱与前尿道狭窄。选用 39B 扩裂导管。术前膀胱充盈下压腹排尿存在明显下尿路梗阻，术后压腹排尿非常通畅，冲洗液接近清亮。扩开术前镜下观察：膀胱明显小梁化、憩室化改变。扩开术后镜下观察：12 点方位裂开充分，脂肪清晰可见，裂开的前列腺组织位移至 3 点、9 点处，后尿道腔隙明显变宽大，裂开面出血很少。

【镜下观察】

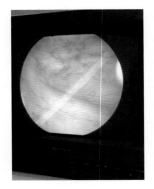

膀胱小梁化改变（术前）

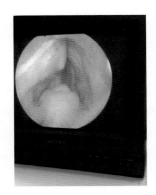

前列腺尿道狭窄（术前）

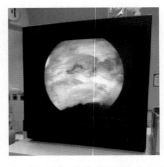

12 点裂开面脂肪清晰可见（术后）

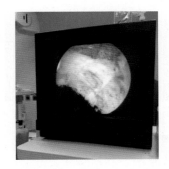

12 点至 3 点方位裂开充分（术后）

案例三

【病例摘要】

患者，68 岁，前列腺质量为 35 g，因尿潴留入院。选用 39B 前列腺扩裂导管扩开。术前膀胱充盈下压腹排尿存在明显下尿路梗阻，术后压腹排尿非常通畅，冲洗液接近清亮。扩开术前镜下观察见膀胱明显小梁化改变；扩开术后 12 点方位裂开充分，脂肪清晰可见，6 点方位完好无损。裂开面出血甚微。

【镜下观察】

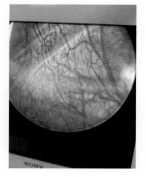

膀胱小梁化改变（术前）

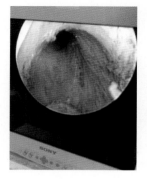

颈口挛缩僵硬（术前）

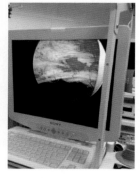

12 点方位裂开充分（术后）

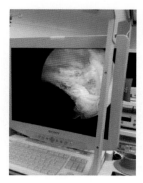

12 点至 3 点方位脂肪清晰可见（术后）

案例四

【病例摘要】

患者，62 岁，前列腺电切术后一年半，颈口挛缩针眼大小。因排尿困难伴尿潴留入院。选用 40B 前列腺扩裂导管扩开。术后压腹排尿非常通畅，冲洗液十分清亮。扩开术后镜下观察：12 点方位裂开非常充分，脂肪清晰可见，颈口变得十分宽畅。

【镜下观察】

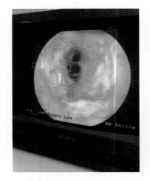
颈口显著挛缩（术前）

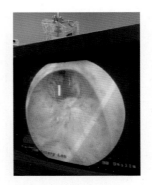
前列腺电切术后改变（术前）

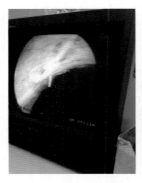
颈口 9 点至 12 点方位裂开充分（术后）

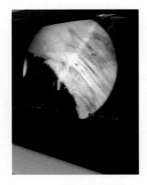
颈口 12 点至 3 点方位脂肪清晰可见（术后）

案例五

【病例摘要】

患者，56 岁，因排尿困难（尿线细，每次排尿时间 2 ~ 3 min，残余尿 60 mL）入院，已排除神经源性膀胱，药物治疗效果不佳。征求患者意见，有强烈保护性功能之要求，选择前列腺扩开术。前列腺质量为 35 g，选用 39B 扩裂导管。充盈膀胱下压腹排尿存在明显下尿路梗阻，行扩开术后压腹排尿非常顺畅。扩开术前电切镜下观察：膀胱小梁化改变，颈口中度挛缩变小。术后镜下观察：12 点方位裂开充分，脂肪清晰可见，裂开的前列腺组织分别位移至 3 点、9 点处，后尿道腔宽畅，后唇到精阜完好无损。术后冲洗液清亮。

【镜下观察】

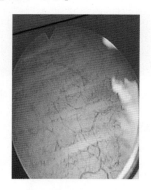

膀胱小梁化改变（术前）

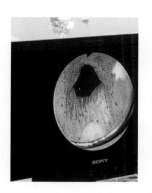

后唇显著抬高，颈口中度挛缩（术前）

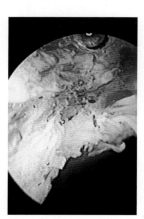

9 点到 12 点方位裂开充分（术后）

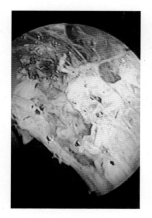

12 点至 3 点方位裂开充分（术后）

案例六

【病例摘要】

患者，80岁，前列腺质量为40 g，因尿潴留入院，镜下观察示膀胱明显小梁化，颈口挛缩，后唇明显抬高。选用39B前列腺扩裂导管行扩开术。膀胱充盈状态压腹排尿存在明显下尿路梗阻，术后压腹排尿十分通畅。扩开术后镜下观察：12点方位裂开充分，脂肪清晰可见，裂开的组织分别移位至9点、3点处，裂开面出血很少。冲洗液接近清亮。

【镜下观察】

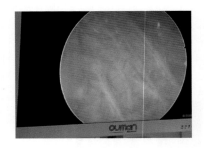

膀胱小梁化改变（术前）

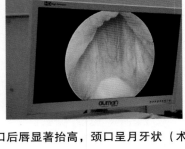

颈口后唇显著抬高，颈口呈月牙状（术前）

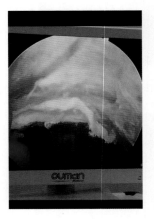

12点方位裂开十分充分（术后）

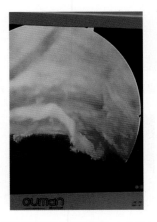

裂开面脂肪清晰可见（术后）

案例七

【病例摘要】

患者，73 岁，前列腺质量为 25 g，曾做过一次前列腺剜除术而并发颈口挛缩，后来又做过 3 次电切术，依然未能解决颈口挛缩，因反复尿潴留入院。选用 39B 扩裂导管。术前压腹排尿存在明显下尿路梗阻，术后压腹排尿十分通畅。扩开术后电切镜观察：12 点方位扩开充分，裂开面出血甚微，整个颈口十分宽大。冲洗液清亮。

【镜下观察】

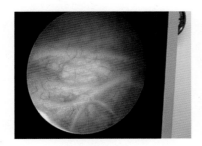

膀胱小梁化改变（术前）

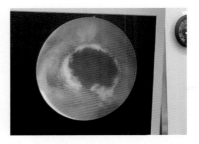

颈口显著挛缩改变（术前）

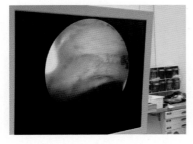

9 点至 12 点方位脂肪清晰可见（术后）

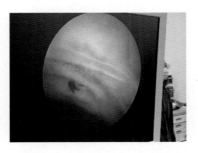

12 点至 3 点方位裂开充分（术后）

案例八

【病例摘要】

患者，97 岁，前列腺质量为 87 g，因反复尿潴留入院，体弱多病。选用 41B 前列腺扩裂导管行扩开术，手术时间总计 19 min，术前充盈膀胱压腹排尿存在明显下尿路梗阻，术后压腹排尿十分通畅，冲洗液大致清亮。扩开术后镜下观察：12 点方位裂开非常充分，裂开面出血甚微。

【镜下观察】

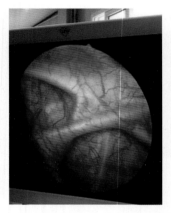
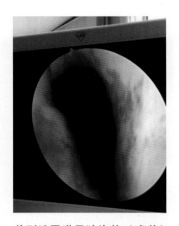

膀胱严重小梁化与憩室化改变（术前）　　前列腺尿道呈狭沟状（术前）

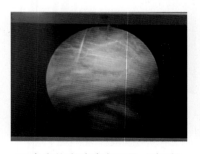
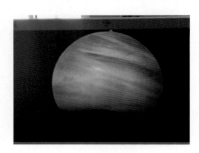

12 点方位脂肪清晰可见（术后）　　12 点至 3 点方位裂开充分（术后）

案例九

【病例摘要】

患者，52 岁，前列腺质量为 36 g，因反复尿潴留入院，两年前曾经做过直肠占位非保肛根治术。采用 39B 前列腺扩裂导管扩开，手术时间总计 18 min。术前膀胱充盈下压腹排尿存在明显下尿路梗阻，术后压腹排尿非常通畅，冲洗液接近清亮。扩开术后镜下观察：12 点方位裂开充分，脂肪清晰可见，裂开的前列腺组织分别位移至 9 点、3 点处，裂开创面出血甚微。

【镜下观察】

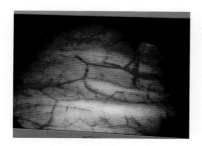
膀胱小梁化改变（术前）

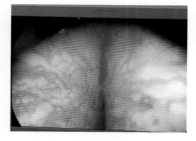
前列腺尿道呈裂隙状（术前）

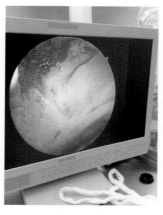
12 点裂开面脂肪清晰可见（术后）

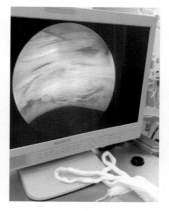
12 点裂开面出血甚微（术后）

案例十

【病例摘要】

患者，88 岁，因前列腺增生伴尿潴留入院，有心脑血管疾病等病史，不能耐受长时间电切术。前列腺质量为 57 g，选用 40B 扩裂导管行扩开术。术前膀胱充盈下压腹排尿存在明显下尿路梗阻，行扩开术后压腹排尿非常顺畅。扩开术后电切镜下观察：12 点方位裂开充分，脂肪清晰可见，裂开的前列腺组织分别移向 3 点、9 点处。术后冲洗液清亮。

【镜下观察】

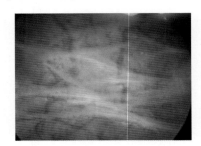

膀胱小梁化改变（术前）

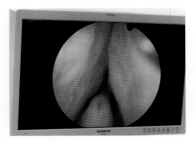

前列腺尿道被挤压（术前）

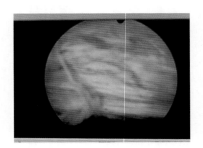

12 点方位裂开充分（术后）

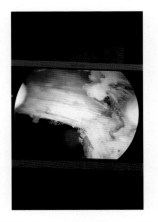

裂开面脂肪清晰可见（术后）

附录二　前列腺扩开术影像分享

一、内囊与外囊注水在不同节点下的尿路造影

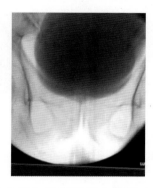

膀胱内注入泛影葡胺生理盐水溶液（含 76% 泛影葡胺 40 mL）540 mL 后，将 39B 号柱状水囊前列腺扩裂导管插入膀胱内

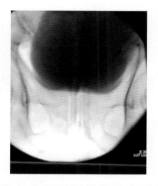

内囊注入含 38% 泛影葡胺生理盐水 5 mL 后，刚将内囊牵拉至膀胱颈口，内囊压力显示 1.8 个大气压

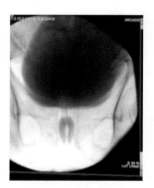

内囊注入含 38% 泛影葡胺生理盐水 5 mL 后，将内囊牵拉至前列腺窝内，内囊囊尾紧靠膜部内缘，内囊压力显示 2 个大气压

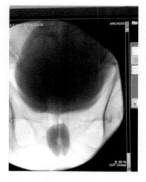

内囊初步定位后，继续向内囊注入 38% 泛影葡胺生理盐水 8 mL 后（内囊注水总量 13 mL），内囊压力显示 3.5 个大气压，完成内囊定位

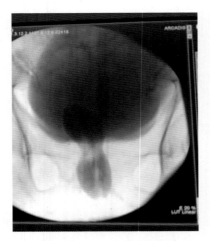

外囊内注入含 38% 泛影葡胺生理盐水 30 mL 后，膀胱内的外囊与前列腺窝内的内囊构成哑铃形状，此时外囊压力显示 1.5 个大气压

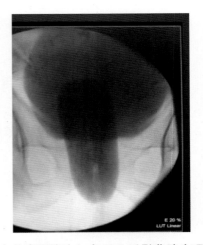

向外囊继续注入含 38% 泛影葡胺生理盐水 20 mL 后（总量 50 mL），外囊压力显示 2.5 个大气压，外囊形状近似柱状，此时外囊尾端紧靠膜部内缘

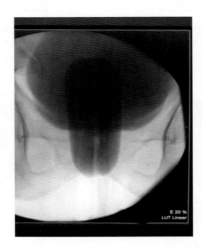

外囊再次注入含 38% 泛影葡胺生理盐水 15 mL 后（总量 65 mL），外囊压力显示 3.5 个大气压。外囊向膀胱内滑入 1 cm

二、前列腺扩开术 CT 三维重建剪影

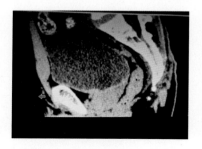

前列腺扩开术前正中矢状面

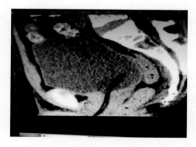

前列腺扩开术前正中矢状面（带尿管）

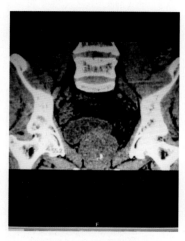

前列腺扩开术前额状面
（前列腺左右径 55.2 mm）

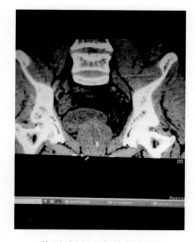

前列腺扩开术前额状面
（前列腺上下径 49.2 mm）

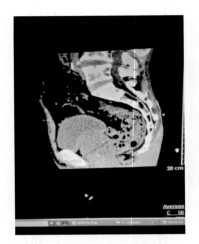

前列腺扩开术前正中面
（前列腺前后径 **51.5 mm**）

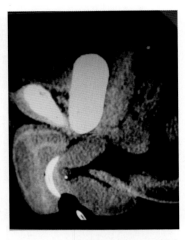

前列腺扩开术后外囊与矢状面膜部的
位置关系（外囊保留 1 个大气压，外
囊囊尾紧贴膜部内侧）

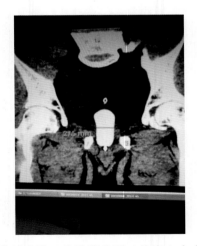

前列腺扩开术后额状面（外囊 1 个大
气压，外囊中段直径 **27.5 mm**。定位
突位于膜部内侧）

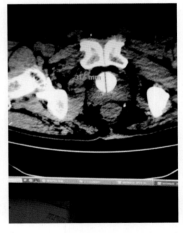

前列腺扩开术后横切面（外囊 1 个大
气压，前后直径 **31.6 mm**）

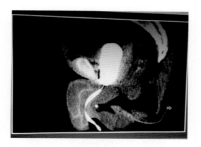

前列腺扩开术后正中矢状面（外囊 1 个大气压，膜部尿道位置十分清晰）

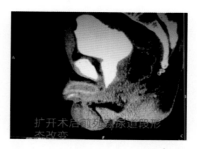

前列腺扩开术后拔尿管 2 周后下尿路造影（正中矢状面，前列腺尿道变宽大，近膜部变为鸟嘴状）

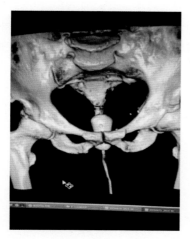

前列腺扩开术后外囊与耻骨联合的关系（外囊为 1 个大气压，前面观）

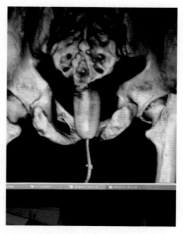

外囊与耻骨联合的位置关系（外囊 1 个大气压，后面观）

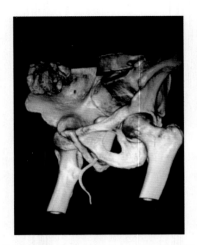

外囊与骨盆的位置关系（左前侧面观）

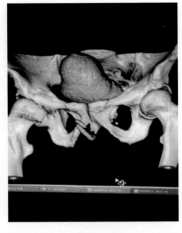

排尿造影时下尿路影像改变（拔管排尿2周后造影，前列腺尿道变宽大）

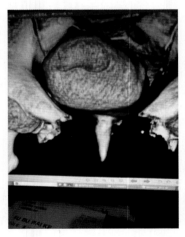

前列腺扩开术后2周后排尿造影（膀胱腔与前列腺尿道骨骼化后，示前列腺尿道变宽大）

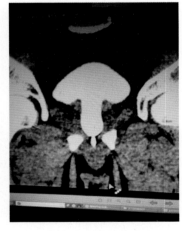

前列腺扩开术后2周后下尿路造影额状面（可看出膜部尿道无损伤改变）